身临其"镜"
——协和皮肤镜学习讲义

编著 | 刘洁

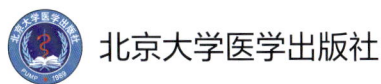

北京大学医学出版社

SHEN LIN QI "JING" ——XIEHE PIFUJING XUEXI JIANGYI

图书在版编目（CIP）数据

身临其"镜"：协和皮肤镜学习讲义 / 刘洁编著.
北京：北京大学医学出版社，2024. 10（2025. 11重印）.
ISBN 978-7-5659-3234-2

Ⅰ．R751.04

中国国家版本馆CIP数据核字第20242KS044号

身临其"镜"——协和皮肤镜学习讲义

编　　著：刘　洁
出版发行：北京大学医学出版社
地　　址：（100191）北京市海淀区学院路38号　北京大学医学部院内
电　　话：发行部 010-82802230；图书邮购 010-82802495
网　　址：http://www.pumpress.com.cn
E-mail：booksale@bjmu.edu.cn
印　　刷：北京金康利印刷有限公司
经　　销：新华书店
责任编辑：王智敏　　责任校对：靳新强　　责任印制：李　啸
开　　本：710 mm×1000 mm　1/16　　印张：11.5　字数：162千字
版　　次：2024年10月第1版　2025年11月第3次印刷
书　　号：ISBN 978-7-5659-3234-2
定　　价：120.00元

版权所有，违者必究

（凡属质量问题请与本社发行部联系退换）

作者简介

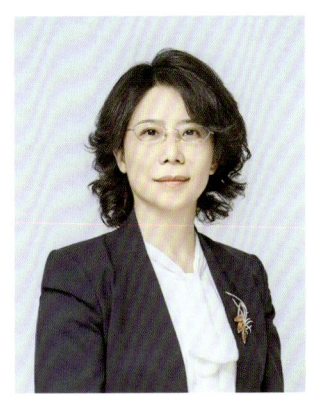

刘洁,中国医学科学院北京协和医院皮肤科主任医师,教授,博士研究生导师。担任国际皮肤镜协会(International Dermoscopy Society,IDS)董事会成员及亚洲代表,国际皮肤淋巴瘤协会(International Society for Cutaneous Lymphoma,ISCL)委员,中国罕见病联盟皮肤罕见病专业委员会副主任委员兼秘书长,中华医学会皮肤性病学分会第十六届委员会皮肤影像学组副组长等多个学术职务。以第一/通讯作者在 The New England Journal of Medicine(NEJM)、Cancer Communications,JAMA Dermatology,Journal of the American Academy of Dermatology(JAAD)、British Journal Of Dermatology(BJD)、Journal of the European Academy of Dermatology and Venereology(JEADV)等期刊发表论文 100 余篇。主持制定皮肤病领域指南及共识 10 余篇。主编《损容性皮肤病影像诊断》、Practical Dermoscopy、《实用皮肤镜学》《协和皮肤镜图谱》《北京协和医院疑难重症皮肤病病例精解》。获得国家发明专利 3 项。主持参与国家级、省部级及院校级课题 20 余项。曾获 2023 年中国体视学学会科学技术奖技术发明二等奖,2015 年中国医师协会皮肤科医师分会中国皮肤科优秀中青年医师奖及 2019 年"北京协和医学院院级优秀教师"称号,多次获评北京协和医院医疗科研成果奖。

前 言

现代皮肤科诊疗中，皮肤镜（dermoscopy）作为一种非侵入性技术，极大地提升了临床诊断的精准度，尤其在色素性和非色素性皮肤疾病的早期筛查、鉴别诊断及治疗决策中展现了卓越的价值。随着技术的不断进步，医生不仅能够通过皮肤镜识别皮肤表面的结构，还可以深入分析背后的微观变化。这一转变要求从业者具备更高的技能水平，并掌握丰富的理论与实践知识。

为帮助广大皮肤科医生、研究人员及医学生更好地掌握皮肤镜技术，我们编写了《身临其"镜"——协和皮肤镜学习讲义》一书。本书系统性、全面性地介绍了皮肤镜的基本原理、分析方法及其在不同皮肤疾病中的应用，内容不仅涵盖了皮肤镜技术的基础，还探讨了各类皮肤疾病的皮肤镜表现及其与组织病理学的密切关系。

本书汇集了我们多年来在临床实践和教学中的经验与研究成果，以讲义的形式，分为 20 个部分，涵盖了皮肤镜的基本技术原理、主要分析方法及其在常见皮肤疾病，如基底细胞癌、恶性黑素瘤、银屑病、湿疹、结缔组织病、毛发疾病及甲病中的应用。同时，我们结合了最新的皮肤镜术语、专家共识及国际皮肤镜协会会议的研究精粹，为读者提供前沿的学术成果与临床应用指南。

每一部分既有深入的理论探讨，又配以大量典型病例和高质量的皮肤镜图像，帮助读者直观理解皮肤镜下的表现与临床或组织病理表现的关系。无论是初学者还是有经验的临床医生，都能从本书中获得有益的参考与实践指导。

《身临其"镜"——协和皮肤镜学习讲义》不仅是一部学术性著作,也是我们多年来教学实践的结晶。衷心希望本书能够为广大皮肤科医生和研究人员提供帮助,推动皮肤镜技术在临床中的进一步普及与应用,从而为更多皮肤病患者提供更加精准的诊断与有效的管理方案。

2024 年 9 月

目 录

第 1 讲　皮肤观测技术与皮肤镜原理 ……………………………………………… 1

第 2 讲　皮肤镜表现与组织病理学的关系 ………………………………………… 7

第 3 讲　皮肤镜主要分析方法 …………………………………………………… 15

第 4 讲　基底细胞癌的皮肤镜诊断详解 ………………………………………… 21

第 5 讲　脂溢性角化病的皮肤镜诊断详解 ……………………………………… 29

第 6 讲　恶性黑素瘤的皮肤镜诊断详解 ………………………………………… 37

第 7 讲　银屑病的皮肤镜诊断详解 ……………………………………………… 44

第 8 讲　湿疹及相关疾病的皮肤镜诊断详解 …………………………………… 53

第 9 讲　痤疮、玫瑰痤疮及脂溢性皮炎的皮肤镜诊断详解 …………………… 62

第 10 讲　结缔组织病的皮肤镜诊断详解 ………………………………………… 73

第 11 讲　光线性角化病的皮肤镜诊断详解 ……………………………………… 84

第 12 讲　鲍恩病及鳞状细胞癌的皮肤镜诊断详解 ……………………………… 96

第 13 讲　血管瘤及佩吉特病的皮肤镜诊断详解 ………………………………… 103

第 14 讲　毛发疾病的皮肤镜诊断详解 …………………………………………… 109

第 15 讲　甲病的皮肤镜诊断详解 ………………………………………………… 116

第 16 讲　感染性和寄生虫性皮肤病的皮肤镜诊断详解 ………………………… 122

第 17 讲　色素增加性疾病和色素减少性疾病的皮肤镜诊断详解 ……………… 130

第 18 讲　鳞状细胞肿瘤皮肤镜特征专家共识 …………………………………… 141

第 19 讲　皮肤镜术语共识 ………………………………………………………… 158

第 20 讲　国际皮肤镜协会首届线上会议精粹：炎症镜应用的基本原则 …… 172

第1讲 皮肤观测技术与皮肤镜原理

扫码观看视频

皮肤镜原理和设备介绍

- 皮肤镜具有**小巧、价廉、便捷**等优点,被称为皮肤科的"听诊器"。人眼在 25 cm 处最佳可视距离的分辨率在 0.1 mm 左右,而色素网、毛细血管襻宽度在 0.05 mm 以下,用皮肤镜放大 10 倍,这些结构就可以被肉眼观察到。

- **皮肤镜的功能主要有**(图 1-1):
  1. 光源,用作照亮皮肤表面;
  2. 放大,可 6~200 倍放大皮肤表面,10 倍最为常用;
  3. 消除皮肤表面反光。

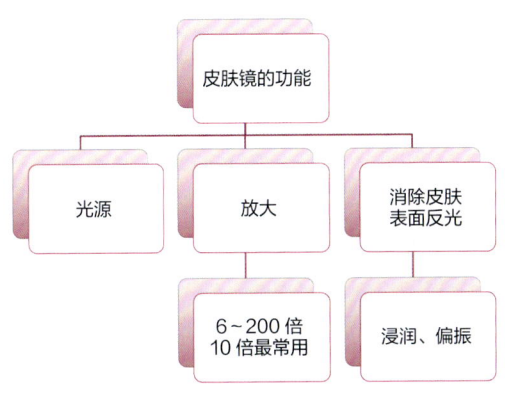

图 1-1 皮肤镜的功能

皮肤镜表现与组织病理学的关系

- **非偏振式（浸润）皮肤镜**（nonpolarized dermoscopy，NPD）（图1-2）

将透镜和被观察物之间的介质从空气换成水或其他液体，即将有反射的空气-皮肤界面代替为无反射的液体-皮肤界面。接触和浸润液是必需的；浸润液可以选择矿物油、香柏油、液体石蜡、超声耦合剂、医用酒精或水。

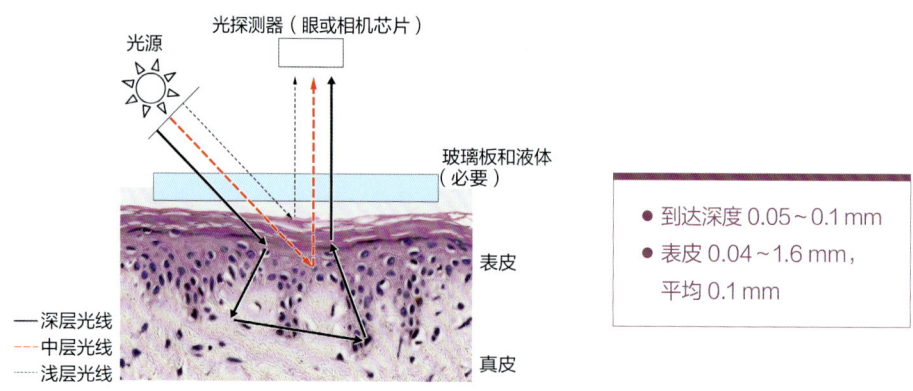

图1-2 非偏振式（浸润）皮肤镜（NPD）成像原理

- **偏振式皮肤镜**（polarized dermoscopy，PD）（图1-3）

借助偏振光照相技术，通过交叉偏振光原理消除反射光。

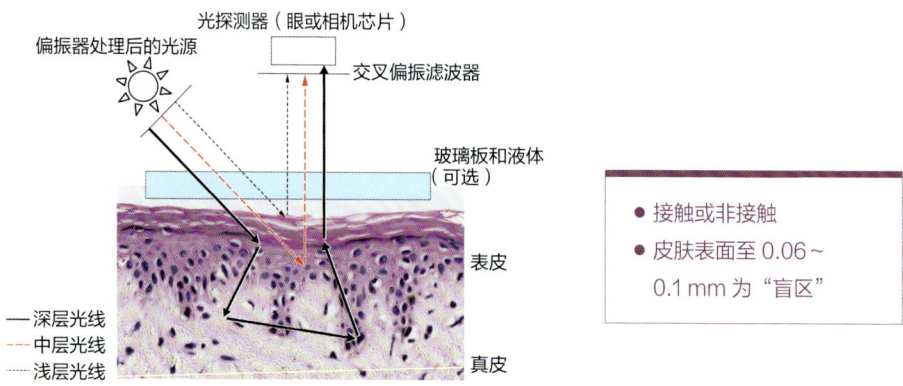

图1-3 偏振式皮肤镜（PD）成像原理

- 丁达尔现象（图1-4）

丁达尔现象是一种光学现象。皮肤镜观察下黑色素所处的位置不同，皮肤镜下呈现的颜色也不同。

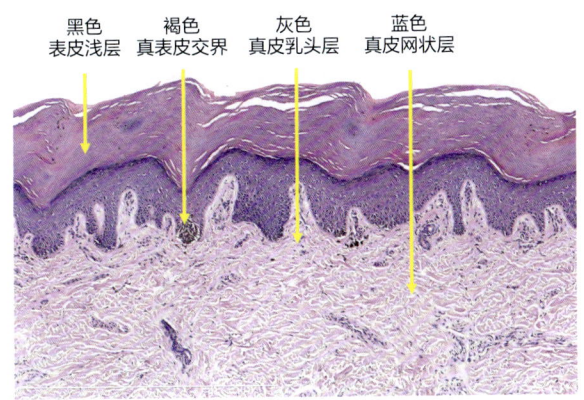

图1-4　丁达尔现象

- 皮肤镜下的色调构成（图1-5）

黑色素、角蛋白、血红蛋白、胶原和异物等不同组合产生不同色调；色调还与色素所在位置深浅有关。

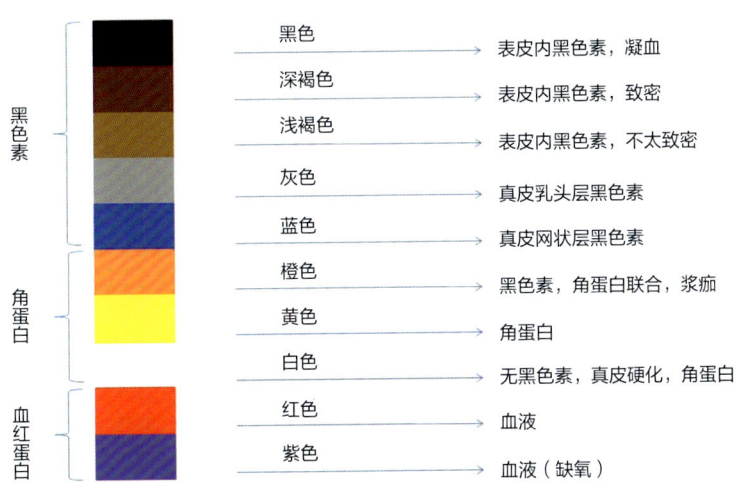

图1-5　皮肤镜下的色调构成

- 非偏振式与偏振式皮肤镜的差异（图1-6）

	NPD	PCD	PNCD
颜色			
黑色素	+	++	++
红或粉红	+	++	++++
蓝白幕	+++	++	+
结构			
胡椒粉样	+++	++	+
亮白条纹	+/−	+++	++
血管	+	++	++++
粟粒样囊肿	++++	+/−	+/−
粉刺样开口	++++	+/−	+/−
模式			
蓝痣的均质蓝模式	均质蓝	混杂的蓝色	混杂的蓝色

图1-6　非偏振与偏振皮肤镜的差异

NPD：非偏振皮肤镜（nonpolarized dermoscopy）；PCD：偏振接触式皮肤镜（polarized contact dermoscopy）；PNCD：偏振非接触式皮肤镜（polarized noncontact dermoscopy）；加号越多观察效果越好

皮肤镜主要评价及软件

1. 皮肤镜基本构造（图1-7）

皮肤镜大体分为便携式和台式工作站。

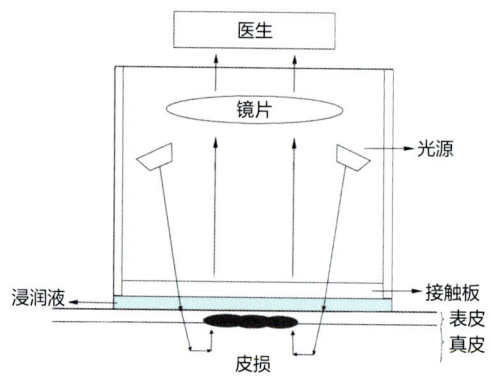

图1-7　皮肤镜基本构造

2. 皮肤镜的产品分类

● 经典型手持式皮肤镜

美国 3Gen：Dermlite DL100、Carbon

美国 Canfiled：VISIOMED Luminis

德国 Heine：NC1

● 可连接数码相机的手持式皮肤镜

德国 Heine：Delta 20T

德国 DermoScan：DermoGenius Ⅱ

美国 3Gen：Dermlite Foto

美国 Canfiled：VEOS SLR

● 自带图像采集配件的皮肤镜

美国 Canfield：VISIOMED D200EVO、E50+

美国 3Gen：DermLite Cam

德国 DermoScan：Dynamify

广州创弘：CH-DS50

● 可连接智能手机的皮肤镜

美国 3Gen：DermLite DL1、DL200、DL3N、DL4、HÜD

德国 Fotofinder：Handyscope

德国 Heine：iC1、NC2

加拿大 MetaOptima：MoleScope Ⅱ

美国 Canfield：VEOS HD1、HD2、DS3

德国 DermoScan：Illuco IDS-1100

北京响臻：SKIARY SK-3

北京德麦特：DMT-100、DMT-200

北京锐像：Polairis-1

南京倍宁：BN-FDJ-I

- **台式皮肤镜系统**

奥地利 Derma Medical Systems：MoleMax HD

英国 Pixience：C-Cube 2

美国 Canfield：VISIOMED

德国 FotoFinder：Dermoscope

德国 DermoScan：DermoGenius ultra

意大利 Horus：HS500

北京德麦特：Dermoscopy-Ⅱ

广州创弘：CH-DSIS-2000 Plus

南京倍宁：BN-PFMF-8001

台湾晋弘：DDC/DSC-100

台湾 CBS：CBS-908

- **全身偏振照相系统**

德国 FotoFinder：Bodystudio ATBM

奥地利 MoleMax HD（Derma Medical Systems）

美国 Vectra 3D（Canfield）；

德国 DermoScan：DermoScan X2

第2讲 皮肤镜表现与组织病理学的关系

扫码观看视频

皮肤镜表现与组织病理学关系的背景介绍

- 皮肤镜特征能够在一定程度上反映皮损的组织学改变。
- 皮肤镜表现可以为疾病的诊断评估和治疗监测提供重要依据:
  1. 帮助推断皮损的组织病理学改变;
  2. 鉴别良恶性肿瘤;
  3. 监测皮损的演化发展;
  4. 指导活检取材。

黑素细胞来源皮损的特征

- 色素网（图 2-1）
- 条纹（图 2-2）

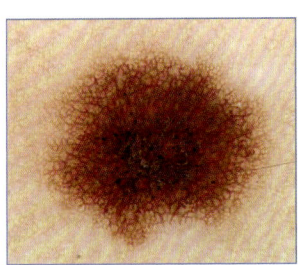

图 2-1 色素网

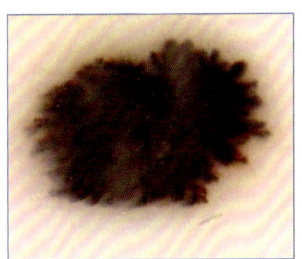

图 2-2 条纹

- 簇集状小球（图2-3）
- 均质性蓝色色素沉着（图2-4）
- 平行条纹（图2-5）

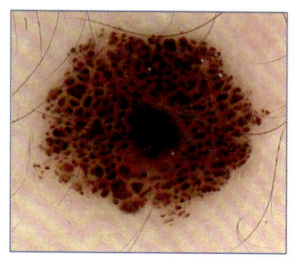
图2-3 簇集状小球

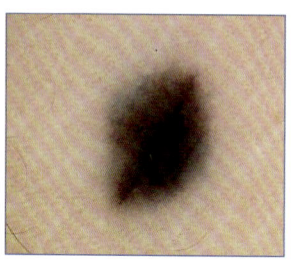
图2-4 均质性蓝色色素沉着

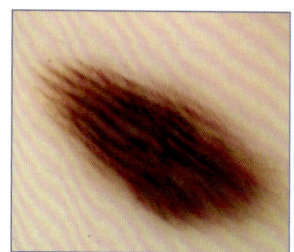
图2-5 平行条纹

◎ **黑素细胞肿瘤和非黑素细胞肿瘤均可见的特征：**
点状模式、污斑、胡椒粉样/颗粒结构、瘢痕样色素脱失、亮白色结构、蓝白幕等。

- **色素网**（pigment network）（图2-6）
  1. 由围绕在颜色较淡的小孔周围相互连接的色素线所组成的网格样模式。
  2. 组织病理为沿真表皮交界分布的黑素细胞及角质形成细胞内的黑素颗粒，网格的"线"对应的组织病理学改变为表皮突色素增多，而网格的"孔"则对应于真皮乳头和乳头上方表皮。
  3. 规则色素网见于色素痣，不规则色素网常见于发育不良痣和恶性黑素瘤。

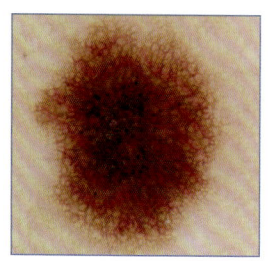
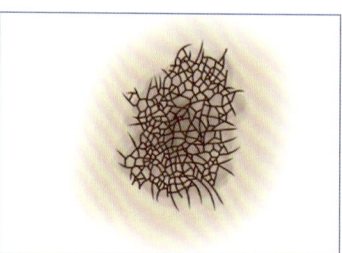
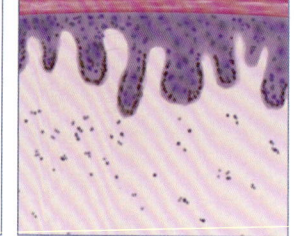
图2-6 色素网

○ 交界痣（图 2-7）

①躯干褐色斑片。

②皮肤镜下可见色素网及位于色素网网线上的点状模式（偏振光浸润式 ×50）。

③组织病理检查示基底层黑素细胞增多，表皮突内形成黑素细胞巢（HE ×100）。

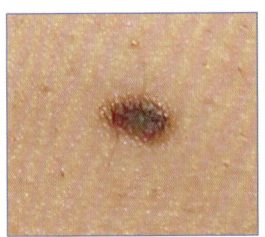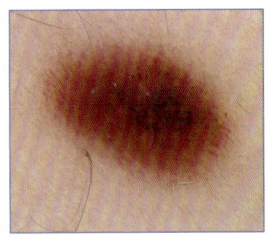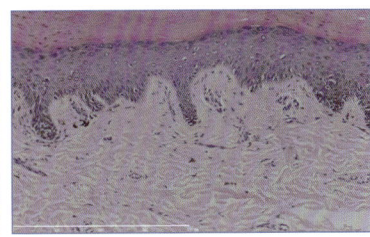

图 2-7　交界痣

● **球状模式**（globules）（图 2-8）

1. 是指多发、成簇、大小不一的圆形至椭圆形结构，直径 ≥ 0.1 mm，可为蓝色、灰色、褐色或黑色。
2. 球状模式对应的组织病理学改变为散在的黑素细胞巢，又根据前述皮肤层次的不同呈现出不同颜色。
3. 外周出现球状模式，则提示皮损仍处于向外周放射状生长阶段。
4. 规则球状模式见于色素痣，不规则球状模式见于发育不良痣和恶性黑素瘤。

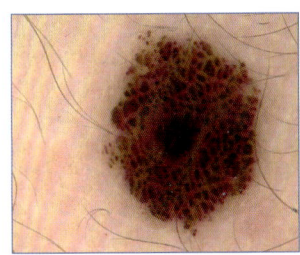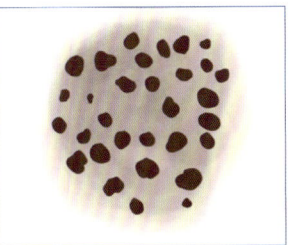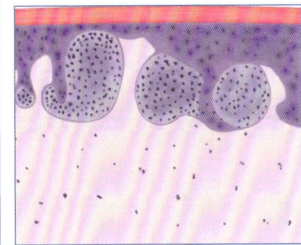

图 2-8　球状模式

○ 皮内痣（图 2-9）

①背部褐色肿物。

②皮肤镜下可见球状模式（偏振光浸润式 ×50）。

③组织病理检查示真皮内黑素细胞巢（HE×100）。

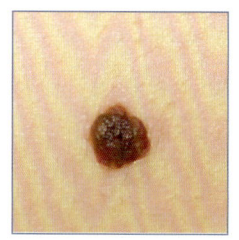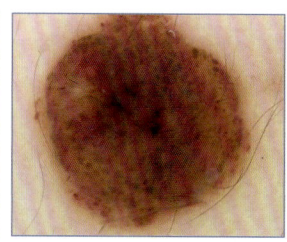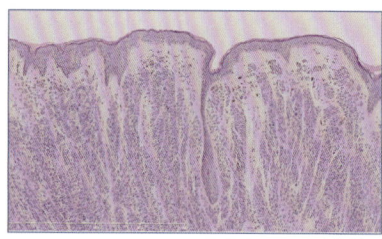

图 2-9　皮内痣

● **条纹**（streaks）（图 2-10）

1. 皮损边缘的放射状线性延伸（放射状条纹），或皮损边缘扭曲的球根状结构，直接与色素网或实体肿瘤边缘相连（伪足），以及扩大或增宽的色素网，形成断线和不完全连接（分支状条纹）。
2. 条纹对应的组织病理学改变为皮损外周的相连黑素细胞巢。
3. 当其在整个皮损边缘对称分布时，多提示 Reed 痣；不对称则多提示浅表播散性恶性黑素瘤。

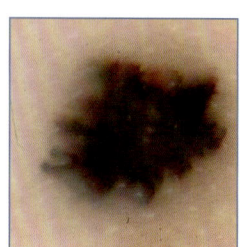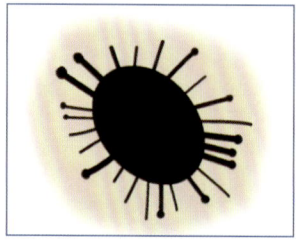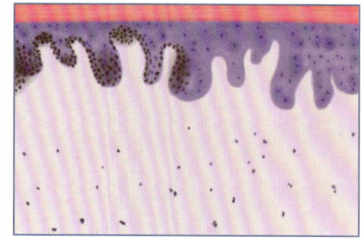

图 2-10　条纹

- **负性色素网**（negative pigment network）（图 2-11）
  1. 围绕在长而弯曲的小球周围、相互连接的色素减少的匐形性粗线。
  2. 组织病理学改变可能为色素较少的细长表皮突对应皮肤镜下色素较少的匐形性粗线，增宽的真皮乳头内大的黑素细胞巢对应皮肤镜下长而弯曲的小球。
  3. 常见于 Spitz 痣和恶性黑素瘤。

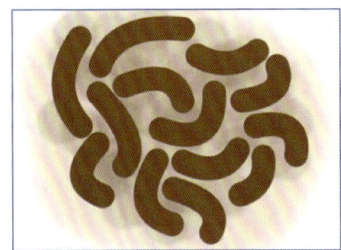 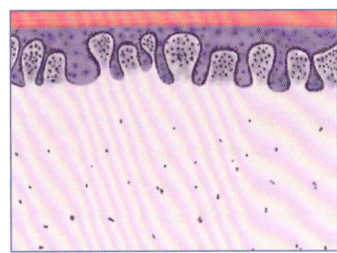

图 2-11　负性色素网

- **蓝白幕**（blue-whitish veil）（图 2-12）
  1. 皮损隆起部位的不规则蓝色斑，表面白色毛玻璃样浑浊，占据皮损部分区域。
  2. 组织病理学改变为真皮内含大量色素的黑素细胞和（或）噬黑素细胞，伴角化过度及棘层肥厚。
  3. 可见于恶性黑素瘤、Spitz 痣、Reed 痣。

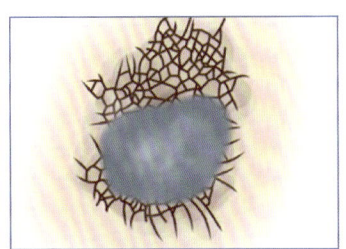 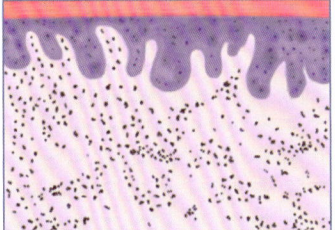

图 2-12　蓝白幕

4. 非黑素细胞肿瘤［如基底细胞癌（basal cell carcinoma，BCC）、脂溢性角化病（seborrheic keratosis，SK）和化脓性肉芽肿等］也可出现蓝白幕样结构。

- **污斑**（blotches）（图 2-13）
  1. 深褐色至黑色的无结构区，常会遮盖其下方的结构。
  2. 组织病理学改变为遍布表皮全层的黑素颗粒，可伴有真皮色素沉着。
  3. 污斑位于皮损中央、形态规则，多提示色素痣。
  4. 污斑多发、形态不规则且偏心性分布则可能提示恶性黑素瘤。
  5. 也可见于脂溢性角化病和基底细胞癌。

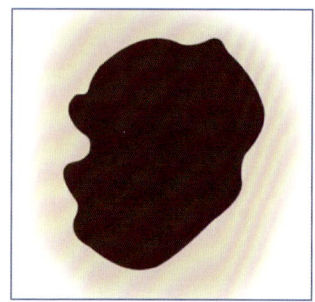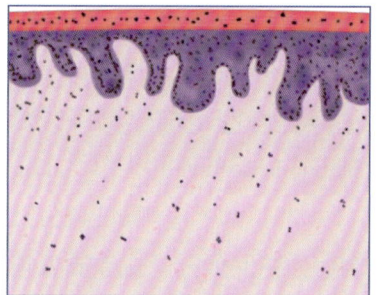

图 2-13 污斑

- **瘢痕样色素脱失**（scar like depigmentation）（图 2-14）
  1. 缺乏亮白色结构和血管结构的瓷白色无结构区，也属于退行性结构。
  2. 组织病理学改变为真皮明显的纤维增生。
  3. 见于恶性黑素瘤。
  4. 当怀疑皮损为恶性黑素瘤时，为了充分评估病变的实际深度，应当尽量避免在该处活检。

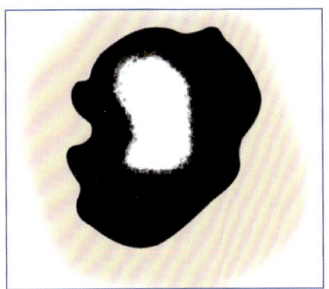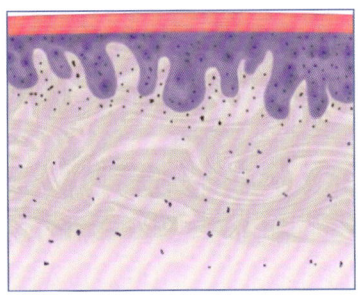

图 2-14 瘢痕样色素脱失

- **恶性黑素瘤**（图 2-15、图 2-16）

  ① 右颞部黑色斑片。

  ② 皮肤镜下可见蓝白幕（红色箭头）、污斑（橙色箭头）、不典型色素网（蓝色箭头）、不规则点球（白色箭头）（偏振光浸润式 ×20）。

  ③ 组织病理检查示基底层异形黑素细胞巢，真皮浅中层弥漫黑素瘤细胞浸润（HE×100）。

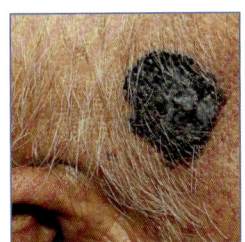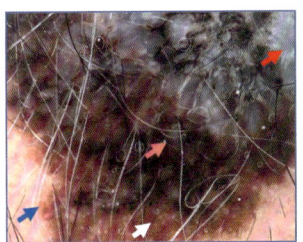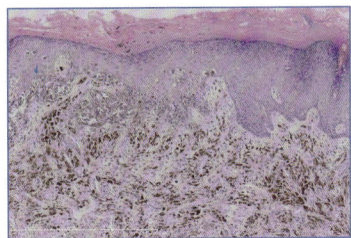

图 2-15 恶性黑素瘤

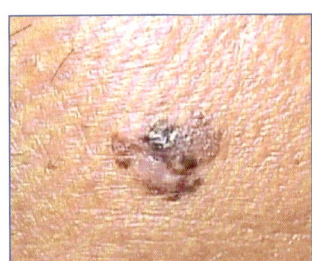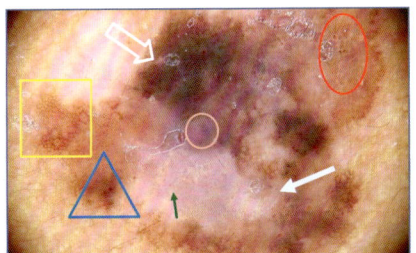

图 2-16 恶性黑素瘤

黑素细胞肿瘤皮肤镜特征及组织病理特征相关性专家共识（2020）（图 2-17）

可参阅：中国医疗保健国际交流促进会皮肤科分会，中国医疗保健国际交流促进会华夏皮肤影像人工智能协作组．黑素细胞肿瘤皮肤镜特征及组织病理特征相关性专家共识（2020）[J]．中华皮肤科杂志，2020，53（11）：859-868.

中华皮肤科杂志2020年11月第53卷第11期　Chin J Dermatol, November 2020, Vol. 53, No. 11　859

·指南与共识·

黑素细胞肿瘤皮肤镜特征及组织病理特征相关性专家共识(2020)

中国医疗保健国际交流促进会皮肤科分会　中国医疗保健国际交流促进会华夏皮肤影像人工智能协作组

通信作者：刘洁，Email：Liujie04672@pumch.cn；晋红中，Email：jinhongzhong@263.net

图 2-17　黑素细胞肿瘤皮肤镜特征及组织病理特征相关性专家共识（2020）

第3讲 皮肤镜主要分析方法

扫码观看视频

常用的诊断方法介绍

- **两步法则**（two-step algorithm）（图3-1）

两步法则于2001年建立，主要目的是避免漏诊黑素瘤；最大限度地提高黑素瘤检测的灵敏度；是常用、最主要的分析方法。

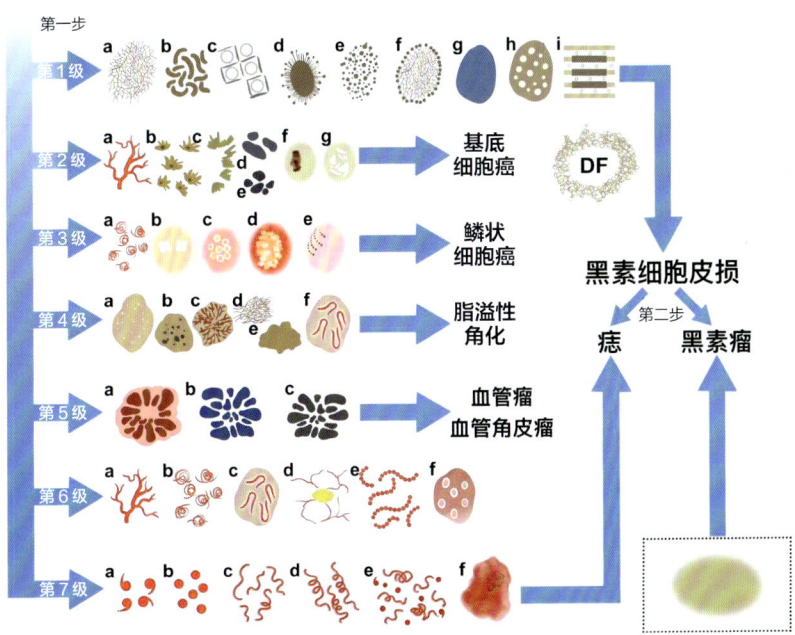

图3-1 两步法则

第一步是判断皮损是否为黑素细胞来源，如果病变是黑素细胞源性，则进行第二步继续判断皮损为良性病变或恶性黑素瘤。其中，第一步又分为 7 个不同的诊断等级：第 1 级即判断皮损是否存在提示其为黑素细胞来源的皮肤镜表现，如存在色素网、假性色素网、条纹等；如果不满足第 1 级诊断，则进入第 2 级，即判断皮损是否为色素性基底细胞癌；依此类推，逐一判断和排除，直至第 7 级。

黑素细胞来源肿瘤可结合以下分析方法判断其良恶性：

模式分析法　　　　　　　　　　　　七分列表法

皮肤镜 ABCD 法　　　　　　　　　　三分测评法

Menzies 法　　　　　　　　　　　　CASH 法

- **色素痣的常见模式**（图 3-2、图 3-3）

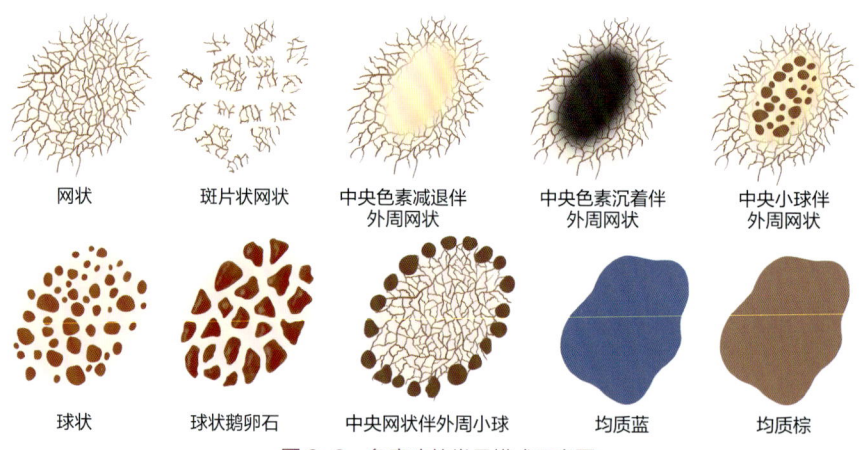

图 3-2　色素痣的常见模式示意图

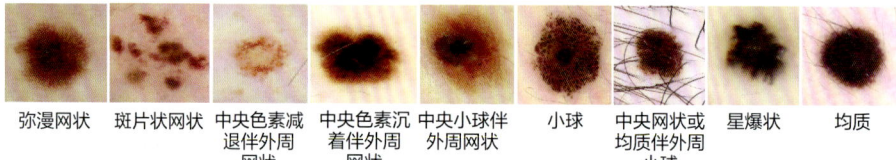

图 3-3　色素痣的常见模式图（来源：https://dermoscopedia.org/）

● **恶性黑素瘤的结构特征**（图 3-4）

几乎所有的恶性黑素瘤都会出现以下特征中的至少一个：不典型色素网、成角线、负性色素网、不规则条纹、不典型点和球、外周褐色无结构区、皮肤标记加深、多发的不规则形态的小色素区域、不规则污斑、突起区域的蓝白幕、退行性结构、胡椒粉样色素、瘢痕样色素减退、平坦区域的蓝白幕和亮白色条纹。

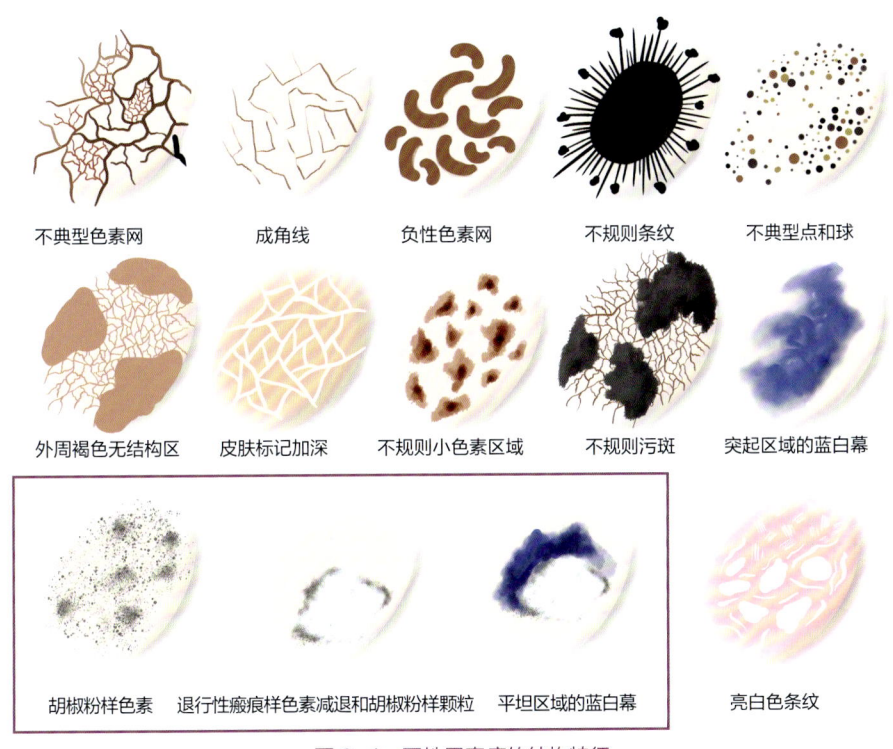

图 3-4　恶性黑素瘤的结构特征

新兴的模式分析方法介绍

● **修订的模式分析法**

是在原模式分析法之上采用描述性术语的新形式；基本元素包括线、伪足、环、团块和点。

● **混乱与线索法**（图3-5）

是在修订的模式分析法基础上总结出的一个较为简单的分析方法；指导临床医师决定某色素性皮损是否需要活检，是一种辅助决策的分析方法。

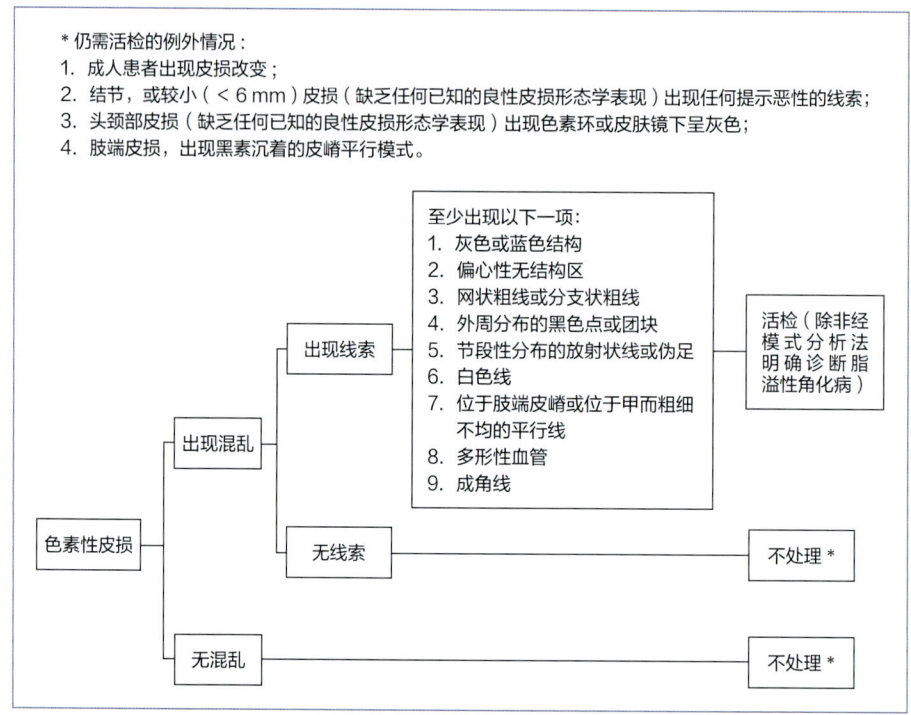

图3-5 混乱与线索法

● **TADA法**（图3-6）

TADA即the triage amalgamated dermoscopy algorithm的首字母简写，意指"分类合并皮肤镜法"。应用TADA法的检查者需要首先根据模式分析法等判断皮损是否符合常见的良性皮肤肿瘤，如脂溢性角化病、皮肤纤维瘤、血管瘤等，如果不存在这些良性疾病的典型皮肤镜表现则进入第二、三步依次分析皮损的皮肤镜下模式是否规则和是否存在提示恶性病变的皮肤镜特征。

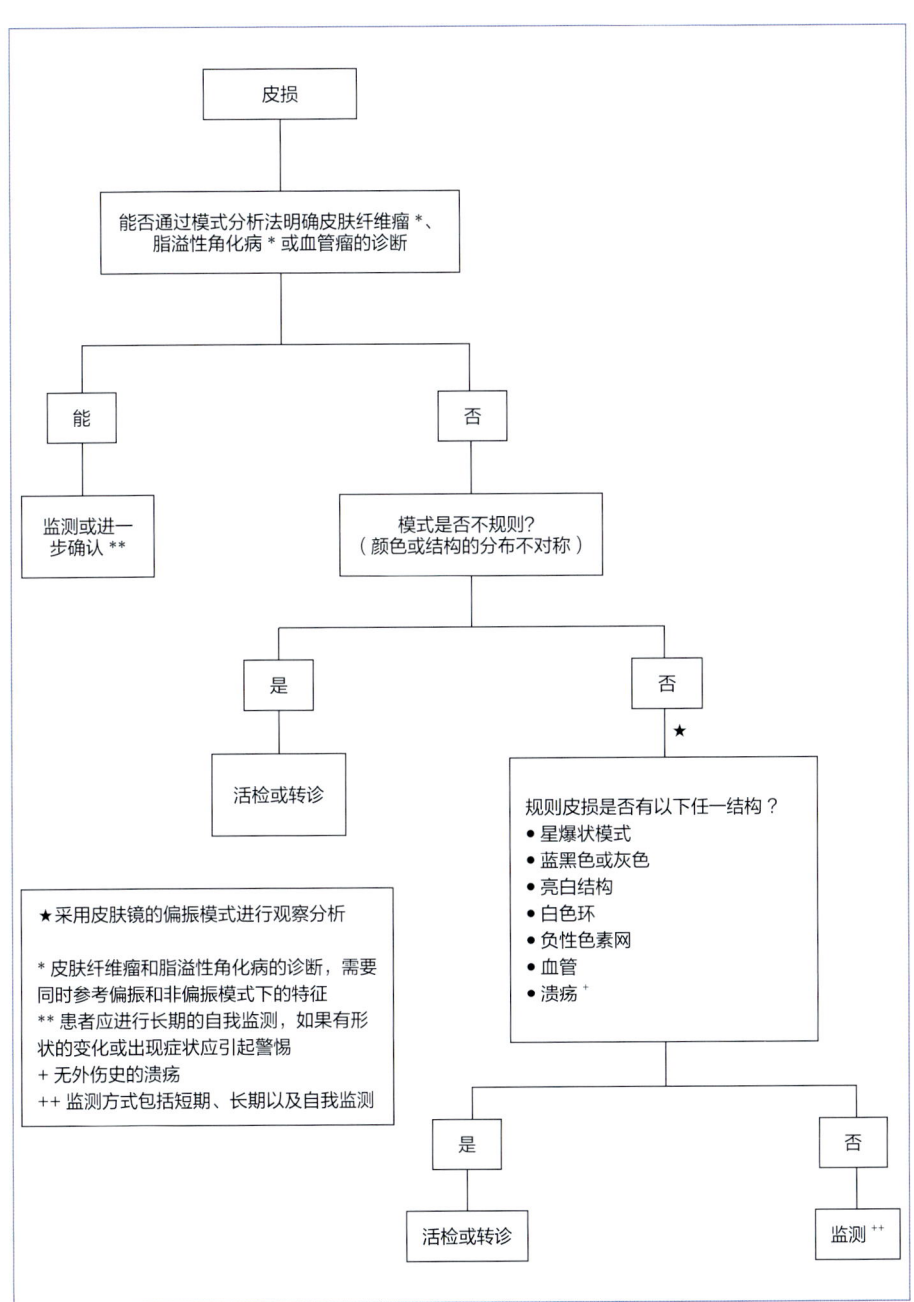

图 3-6 TADA 法流程图

- **无色素皮损预测法**（图 3-7）

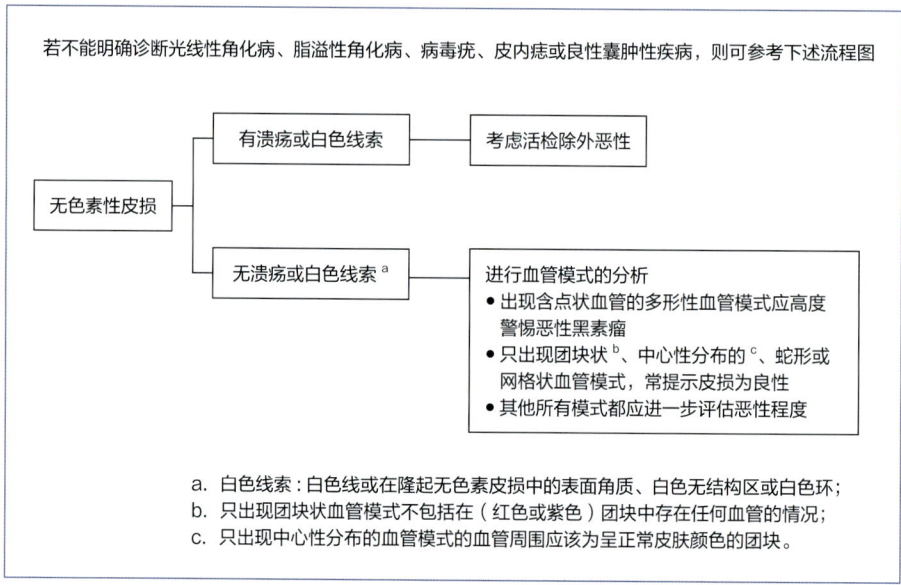

图 3-7 无色素皮损预测法流程图

- **色盘法：临床色盘和皮肤镜色盘**（图 3-8）

颜色	临床色盘
棕色/黑色	恶性黑素瘤、喷墨样黑子、脂溢性角化病、色素性鲍恩病、皮肤纤维瘤、良性痣
浅棕色	恶性黑素瘤、黑子、脂溢性角化病、色素性鲍恩病、皮肤纤维瘤、良性痣
紫色	血管角皮瘤、扁平苔藓样角化病
红色	血管瘤
粉色/透明	无色素性恶性黑素瘤、鳞状细胞癌、基底细胞癌、汗孔角化症、囊肿/粉刺、皮肤纤维瘤、良性痣、透明细胞棘皮瘤、皮脂腺增生、Spitz 痣

颜色	皮肤镜色盘
蓝色/灰色/黑色	扁平苔藓样角化病、恶性黑素瘤、基底细胞癌、先天性色素痣、蓝痣、喷墨样黑子、脂溢性角化病、血痂、血管角皮瘤
棕色	皮肤纤维瘤、良性痣、黑子、脂溢性角化病、恶性黑素瘤、良性痣、色素性鲍恩病
黄色	脂溢性角化病、囊肿/粉刺、皮脂腺增生、恶性糜烂、鳞状细胞癌、基底细胞癌
红色	血管瘤、血管角皮瘤、恶性黑素瘤的血管模式、鳞状细胞癌、汗孔角化症、透明细胞棘皮瘤、基底细胞癌、皮肤纤维瘤、良性痣、脂溢性角化病、Spitz 痣

图 3-8 色盘法：临床色盘和皮肤镜色盘

第4讲 基底细胞癌的皮肤镜诊断详解

扫码观看视频

基底细胞癌（basal cell carcinoma，BCC）的概述（图4-1）

- 基底细胞癌是最常见的皮肤恶性肿瘤，流调显示其发病率正逐年增高。基底细胞癌虽然恶性程度较低，但可出现局部浸润破坏，甚至毁容性损害，早期诊治具有重要意义。
- 皮肤镜能够提高基底细胞癌的诊断率。皮肤镜可以辅助判断基底细胞癌的亚型，选择恰当的治疗方案，如：咪喹莫特对有多发小糜烂或溃疡的基底细胞癌效果较好；非浅表型基底细胞癌治疗首选手术切除；色素性基底细胞癌对光动力疗法的反应较差；皮肤镜还可用于基底细胞癌的皮损手术切缘的判断、治疗效果评价及随访。

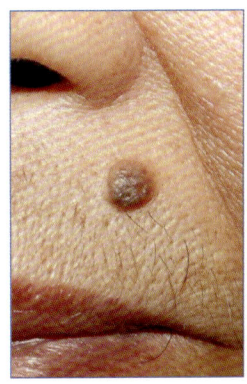

图4-1 基底细胞癌

色素性基底细胞癌的皮肤镜特征（图 4-2、图 4-3，表 4-1）

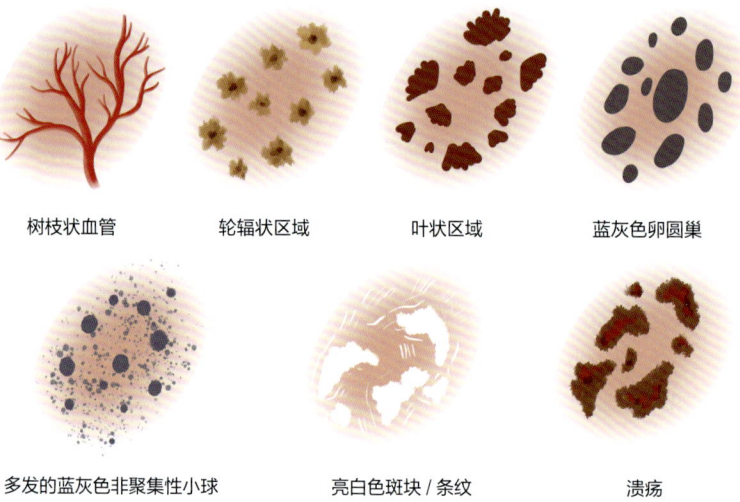

图 4-2　色素性基底细胞癌的皮肤镜特征模式图

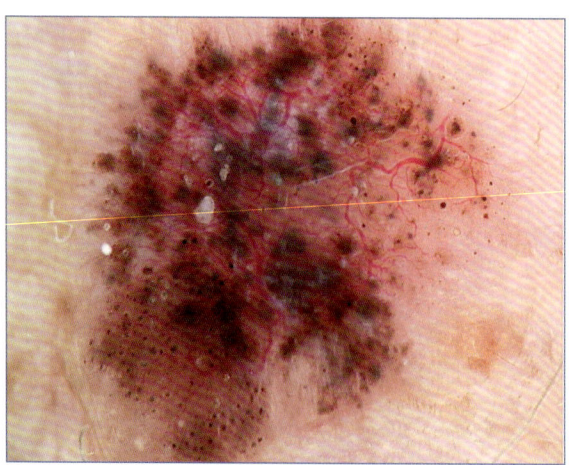

图 4-3　色素性基底细胞癌的皮肤镜特征

第4讲 基底细胞癌的皮肤镜诊断详解

表 4-1 色素性基底细胞癌的皮肤镜特征

血管结构	色素相关结构	其他结构
树枝状血管	叶状区域	溃疡
纤细毛细血管扩张	轮辐状区域	多发小糜烂
多种形态血管	蓝灰色卵圆巢	亮白色至红色无结构区
	多发的蓝灰色小球	亮白色条纹
		蓝白幕

- 1个阴性标准：不含色素网。
- 6个阳性特点：

1. 大的蓝灰色卵圆巢：边界清楚的卵圆形结构，有融合性或近融合性蓝灰色色素沉着。

2. 多发的蓝灰色小球：界限清晰的圆形或卵圆形结构，蓝灰色或褐色，比点大，比卵圆巢小，常呈多发，不聚集。

3. 叶状区域：褐色至蓝灰色离散线或球茎样结构通常聚集于非中心区域，类似叶状模式。

4. 轮辐状区域：边界清楚的放射状突起，通常为浅褐色，但有时也可为蓝色或灰色，汇聚于中央颜色较深的深褐色、黑色或蓝色团块。

5. 溃疡：常在皮损中央出现的表皮和真皮缺损，有时可覆盖血痂。

6. 树枝状血管（毛细血管扩张）：较大或较粗的清晰的亮红色血管，分成较小的血管。

附加线索 亮白色条纹/晶状体：偏振光皮肤镜下可见白色光亮线性条纹，彼此平行排列，有时也可互相垂直；与真皮变性的胶原有关（纤维化）。

满足1个阴性标准，6个阳性特点至少具备其一诊断为基底细胞癌。

- **大的蓝灰色卵圆巢**（blue-gray ovoid nests）（图 4-4）

边界清楚的卵圆形结构，有融合性或近融合性蓝灰色色素沉着。

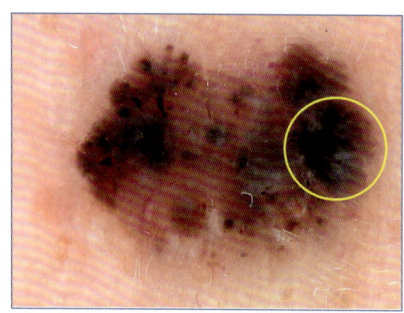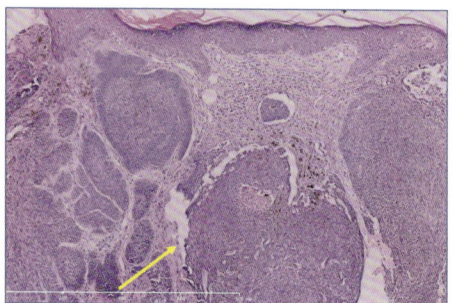

图 4-4　大的蓝灰色卵圆巢及对应组织病理

- **多发的蓝灰色非聚集性小球**（multiple blue-gray non-aggregated globules）（图 4-5）

界限清晰的圆形或卵圆形结构，蓝灰色或褐色，比点大，比卵圆巢小，常呈多发，不聚集。

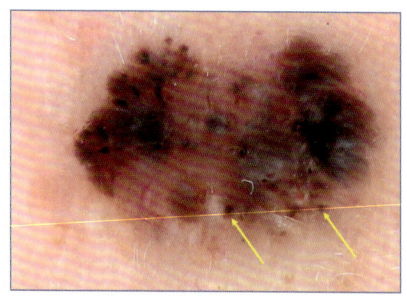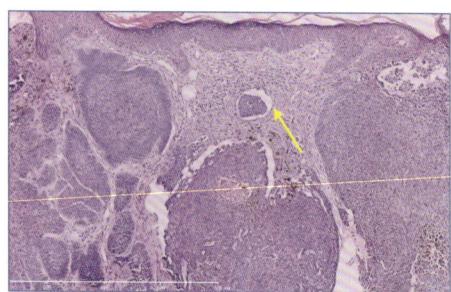

图 4-5　多发的蓝灰色非聚集性小球及对应组织病理

- **叶状区域**（leaflike areas）（图 4-6）

褐色至蓝灰色离散线或球茎样结构通常聚集于非中心区域，类似叶状模式。

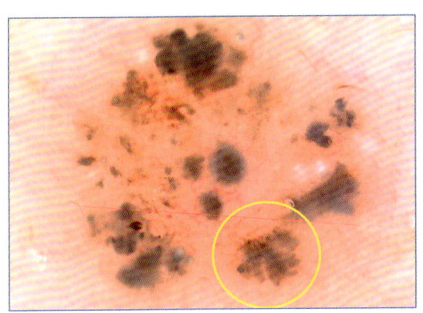
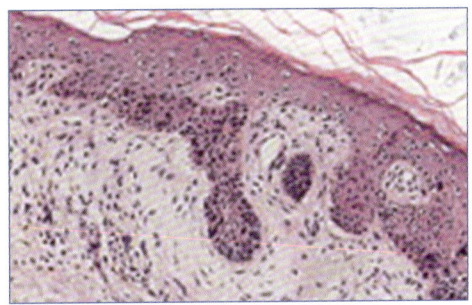

图 4-6　叶状区域及对应组织病理

- **轮辐状区域**（spoke wheel areas）（图 4-7）

边界清楚的放射状突起，通常为浅褐色，但有时也可为蓝色或灰色，汇聚于中央颜色较深的深褐色、黑色或蓝色团块。

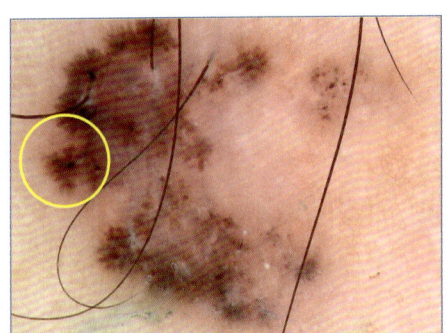
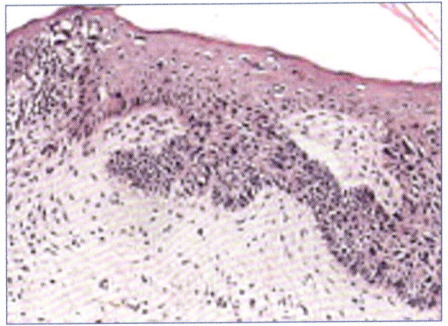

图 4-7　轮辐状区域及对应组织病理

- **溃疡**（ulceration）（图 4-8）

常在皮损中央出现的表皮和真皮缺损，有时可覆盖血痂。

- **树枝状（分支状）血管**（branched/arborizing blood vessels）（图 4-9）

较大或较粗的清晰的亮红色血管，分成较小的血管。

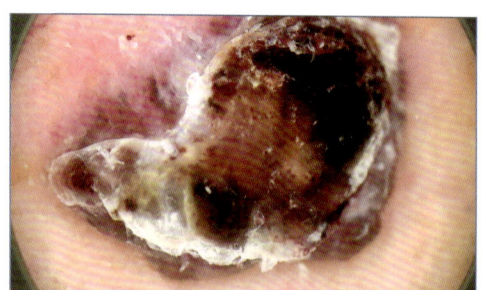
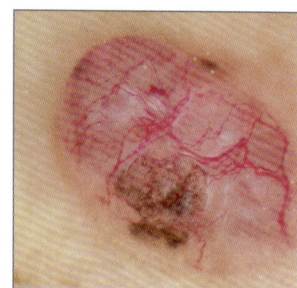

图 4-8　溃疡　　　　　图 4-9　树枝状（分支状）血管

- 亮白色条纹 / 晶状体（chrysalis/crystalline）（图 4-10）
1. 偏振光皮肤镜下可见白色光亮线性条纹，彼此平行排列，有时也可互相垂直。
2. 与真皮变性的胶原有关（纤维化）。

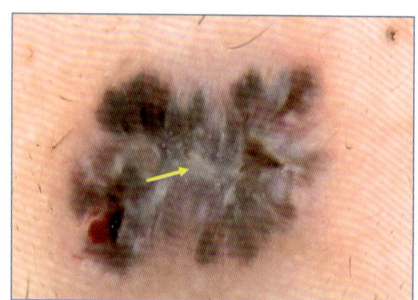
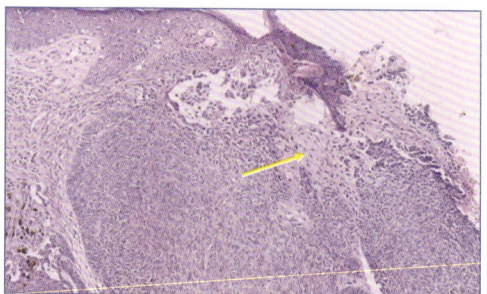

图 4-10　亮白色条纹 / 晶状体及对应的组织病理

非色素性基底细胞癌的皮肤镜特征（图 4-11）

- 血管结构在非色素性基底细胞癌中更常见。
- 纤细毛细血管扩张：长度小于 1 mm，扭曲，没有明显的树状分支。
- 多种血管结构：发夹样、螺旋状、逗号状等。
- 多发小糜烂：数量大于 5 个，直径小于 1 mm。

- 亮白色条纹/亮白色团块。
- 玫瑰花状乳红色区域/亮白色至红色无结构区。

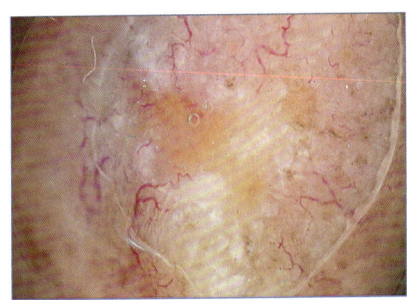
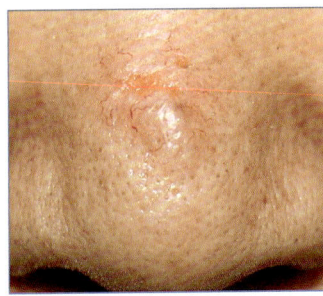

图 4-11 非色素性基底细胞癌的临床和皮肤镜表现

浅表型基底细胞癌的皮肤镜表现（图 4-12）

- 叶状区域。
- 轮辐状区域。
- 纤细毛细血管扩张。
- 可能出现多发小糜烂和乳红色区域。
- 无蓝灰色卵圆巢。
- 无分支状血管，无溃疡。

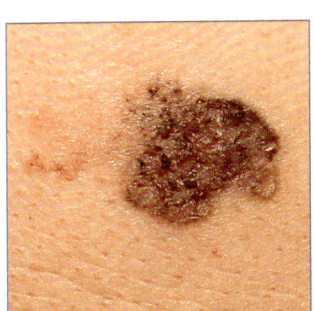
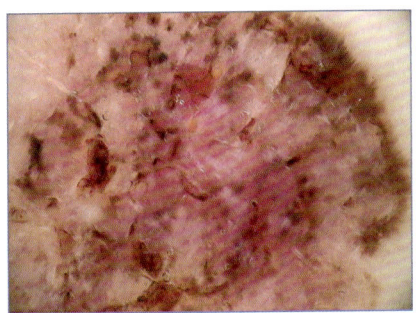

图 4-12 浅表型基底细胞癌的临床和皮肤镜表现

浅表型基底细胞癌和鲍恩病特征比较（表 4-2）

表 4-2 浅表型基底细胞癌和鲍恩病特征比较

皮肤镜特征	浅表型基底细胞癌	鲍恩病
色素结构	+++	+
血管结构		
分支状血管/纤细毛细血管扩张	+++	+
点状/球状	+，多出现于下肢皮损	+++
亮白色条纹	+++	+
溃疡/糜烂	+	+
鳞屑	白色	白色/黄色

浸润型基底细胞癌的皮肤镜表现（图 4-13）

- 分支状血管：更加纤细分散，分支更少。
- 可见乳红色区域。
- 色素结构：多发的蓝灰色小球及蓝灰色卵圆巢。
- 星状模式：皮损内的血管、亮白色条纹或者皮肤皱襞从皮损边缘延伸到周围正常皮肤。

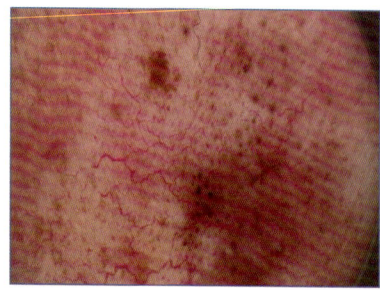 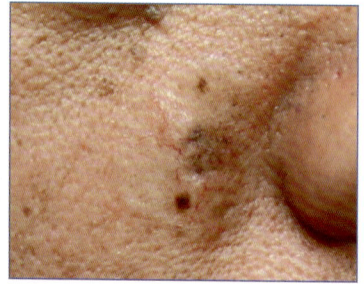

图 4-13 浸润型基底细胞癌的临床和皮肤镜表现

第5讲 脂溢性角化病的皮肤镜诊断详解

扫码观看视频

脂溢性角化病（seborrheic keratosis，SK）的概述（图 5-1）

- 脂溢性角化病是最为常见的表皮来源的良性肿瘤之一。
- 好发于老年人，因此有时也被称为老年疣，可由日光性黑子转化而来（如腺样型脂溢性角化病）。
- 脂溢性角化病外观多变，可为扁平黑斑、均匀增厚隆起的棕色斑块，或疣状黑色丘疹或疣状肿物，与正常皮肤界限清楚，可有虫蚀状边缘。
- 皮肤镜在明确诊断、鉴别诊断、避免不必要的活检及手术，以及皮损的定期动态监测等方面都发挥着重要作用。

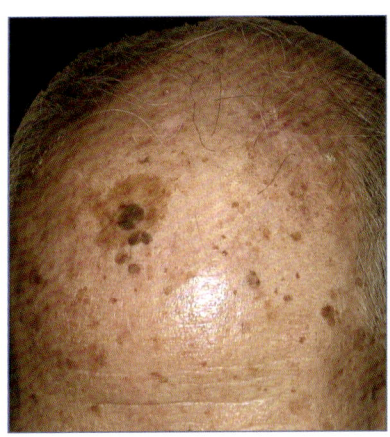

图 5-1 脂溢性角化病

脂溢性角化病及日光性黑子皮肤镜特征（图5-2、图5-3）

- 粟粒样囊肿
- 粉刺样开口
- 沟和嵴
- 指纹样结构

- 虫蚀状边缘
- 边界清晰
- 沟和嵴，形成脑回状模式
- 发夹样血管及白色晕

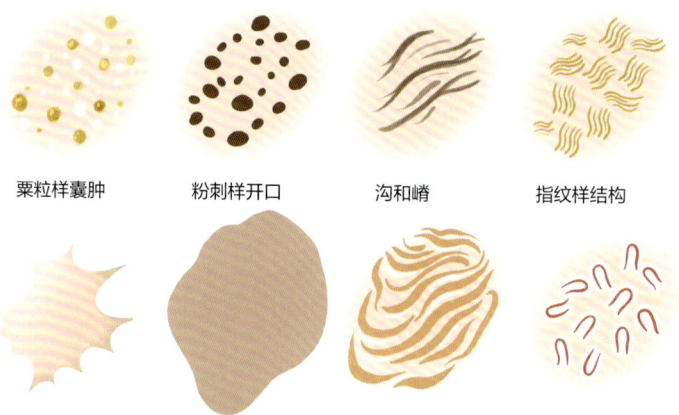

图5-2 脂溢性角化病及日光性黑子皮肤镜特征模式图

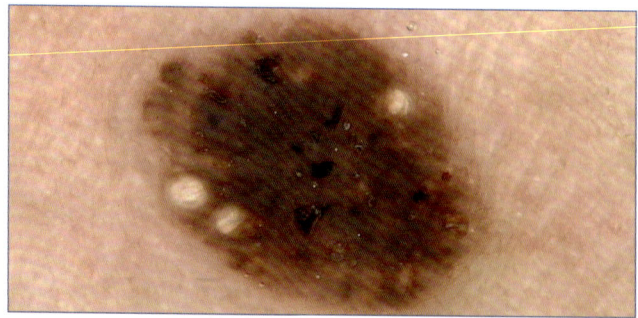

图5-3 脂溢性角化病及日光性黑子皮肤镜特征

脂溢性角化病的皮肤镜特征

- **皮损边界清楚及虫蚀状边缘**（moth-eaten border）（图 5-4）

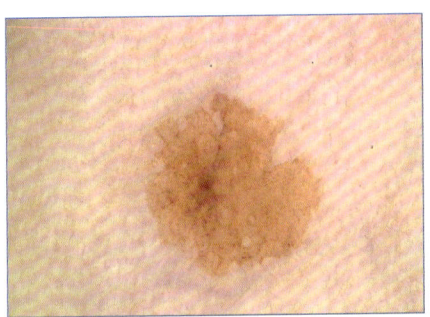

图 5-4　皮损边界清楚及虫蚀状边缘

- **粟粒样囊肿**（milia-like cyst）（图 5-5）

1. 白色、乳白色、黄色的圆形结构。
2. 组织病理上表现为表皮内充满角蛋白的囊肿。
3. 其中较大的粟粒样囊肿因边界不清而呈云状，诊断脂溢性角化病的特异性较高；小而亮的呈星状，也可见于恶性黑素瘤或基底细胞癌。
4. 偏振模式下有时不易观察，而非偏振（浸润）模式（图 5-6）能够显示得更为清晰。

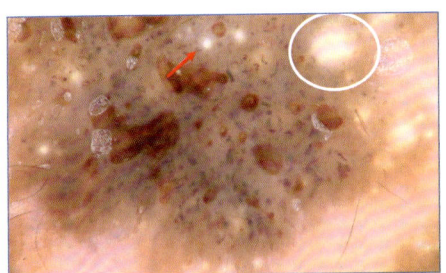 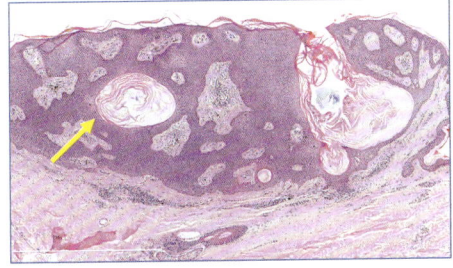

图 5-5　粟粒样囊肿及对应组织病理

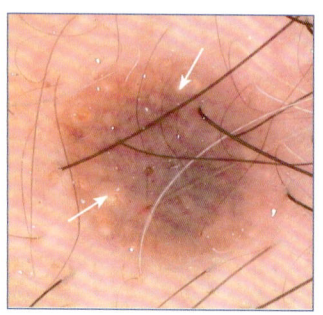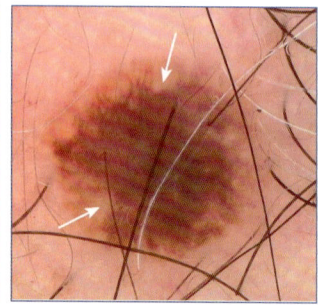

图 5-6　粟粒样囊肿：左侧为浸润模式，右侧为偏振模式

- 粉刺样开口（comedo-like opening）（图 5-7）
  1. 圆形至卵圆形充满角质的裂口。
  2. 可呈棕色、橙色、黄色，少数情况也可呈黑色，于非偏振模式下观察更为明显。
  3. 组织病理上表现为皮肤表面凹陷内的角质填充物，即假性角囊肿。

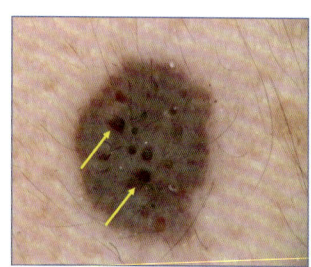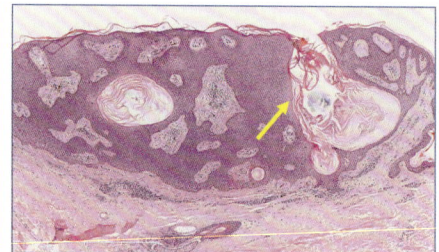

图 5-7　粉刺样开口及对应组织病理

- 脑回状模式（cerebriform pattern）（图 5-8）
  1. 由充满角质的沟和回组成的弯曲粗线，又称沟嵴结构。
  2. 脑回状模式描述其形态模式，沟和嵴描述其结构组成。
  3. 棘层增生更为明显时，富含色素的嵴可呈棕色或蓝灰色，沟或毛囊开口内可填充深棕色、灰色或蓝灰色无结构团块样角质物，称之为隐窝（充满角质的凹陷，比粉刺样开口大）。

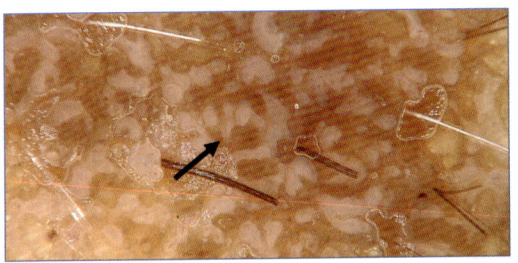 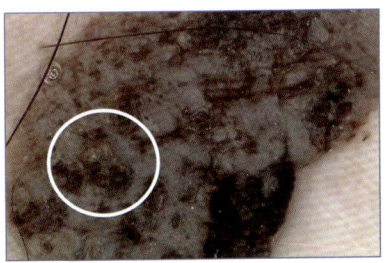

图 5-8　脑回状模式

- **发夹样血管**（hairpin blood vessels）（图 5-9）

  1. 又称为袢状血管（looped blood vessels），为两条平行的线状血管形成半环状或发夹样结构。
  2. 发夹样血管周围常伴有白色晕，系角质形成细胞增生所致，是增厚刺激性脂溢性角化病的常见特征之一。
  3. 脂溢性角化病亦可见其他血管形态，如点状、分支状、线状、盘绕状、螺旋状等。

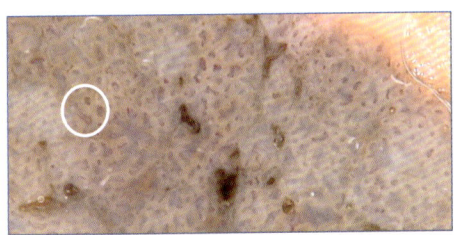 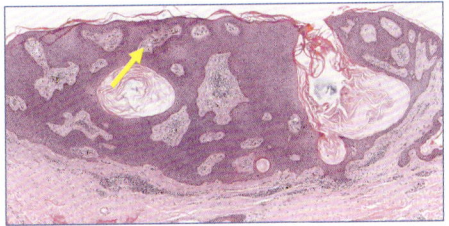

图 5-9　发夹样血管及对应组织病理

- **指纹样结构**（fingerprint like structures）（图 5-10）

  平行弯曲的棕色细线。

- **摇摆试验中皮损整体移动**（wobble sign）

  1. 对于使用接触式皮肤镜检查的皮损，

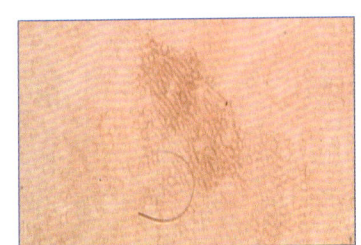

图 5-10　指纹样结构

可进行摇摆试验以辅助与皮内痣鉴别。
2. 具体操作时将皮肤镜稍用力压住皮损并前后移动，脂溢性角化病通常皮损整体会随皮肤镜接触部滑动，而皮内痣不会整体滑动，为局部晃动。

日光性黑子（solar lentigo，SL）的概述（图 5-11）

- 日光性黑子是脂溢性角化病的早期表现。
- 表现为多发性浅褐色斑片，直径可从数毫米到数厘米，颜色从浅棕色到深棕色。
- 组织学表现为角质形成细胞中黑素增加，以及轻度黑素细胞数量增加，在表皮和真皮交界部位呈线状分布。

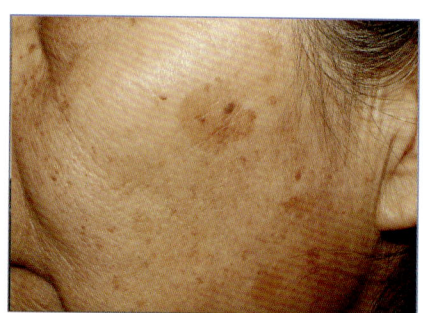

图 5-11　日光性黑子

日光性黑子在不同身体部位的表现（图 5-12）

- 躯干：模糊的色素网及指纹样结构。
- 四肢：棕色均质模式，可伴有虫蚀状边缘。
- 面部：假性网络，也可见模糊的色素网及指纹样结构。

躯干

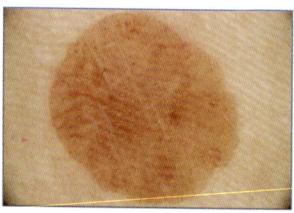
四肢

面部

图 5-12　日光性黑子在不同身体部位的皮肤镜表现

扁平苔藓样角化病（lichen planus-like keratosis，LPLK）的概述（图5-13）

- LPLK被认为是日光性黑子、脂溢性角化病及光线性角化病在退行期的改变，推测与免疫及炎症反应有关。
- 好发于面部、手背等曝光部位，临床上表现为粉红色、灰色至褐色的孤立性丘疹或斑块，周围往往伴有日光性损害如日光性黑子等。
- 皮肤镜：胡椒粉样或颗粒模式；周围可见日光性黑子、脂溢性角化病或光线性角化病的特征。

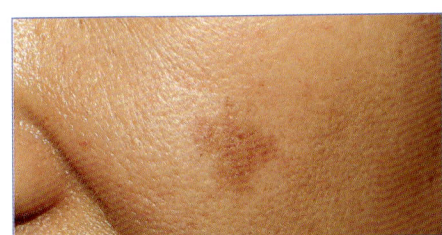 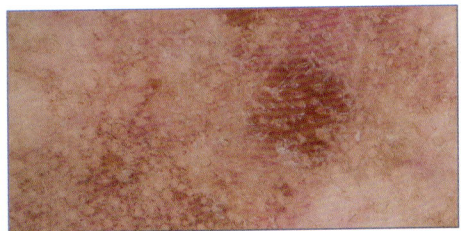

图5-13 扁平苔藓样角化病的临床和皮肤镜表现

小结（表5-1）

表5-1 小结

日光性黑子（SL）	脂溢性角化病（SK）	（色素性）扁平苔藓样角化病（LPLK）	恶性雀斑样痣（LM）	色素性光线性角化病（PAK）
皮损边界清晰	皮损边界清晰±虫蚀状边缘	胡椒粉样或颗粒模式	环状-颗粒模式	草莓状模式
虫蚀状边缘	粟粒样囊肿	周围可见SL/SK/AK的皮肤镜特征	菱形模式	红色假性网络
模糊的色素网	粉刺样开口		粗且颜色不一的色素网	毛囊开口大小不一，伴角栓

续表

日光性黑子（SL）	脂溢性角化病（SK）	（色素性）扁平苔藓样角化病（LPLK）	恶性雀斑样痣（LM）	色素性光线性角化病（PAK）
指纹样结构	脑回状模式		蓝灰色结构	毛囊周围灰褐色颗粒
棕色均质模式	发夹样血管		棕色小球	可有鳞屑
假性网络	摇摆试验中皮损整体移动		多无鳞屑	
光滑或粗糙	触之粗糙	触之粗糙	触之光滑	触之粗糙

专家共识（图 5-14）

可参阅：国家皮肤与免疫疾病临床医学研究中心，中国医疗保健国际交流促进会华夏皮肤影像人工智能协作组，等. 日光性雀斑样痣、脂溢性角化病及扁平苔藓样角化病皮肤镜特征专家共识 [J]. 中华皮肤科杂志，2019，52（12）：878-883.

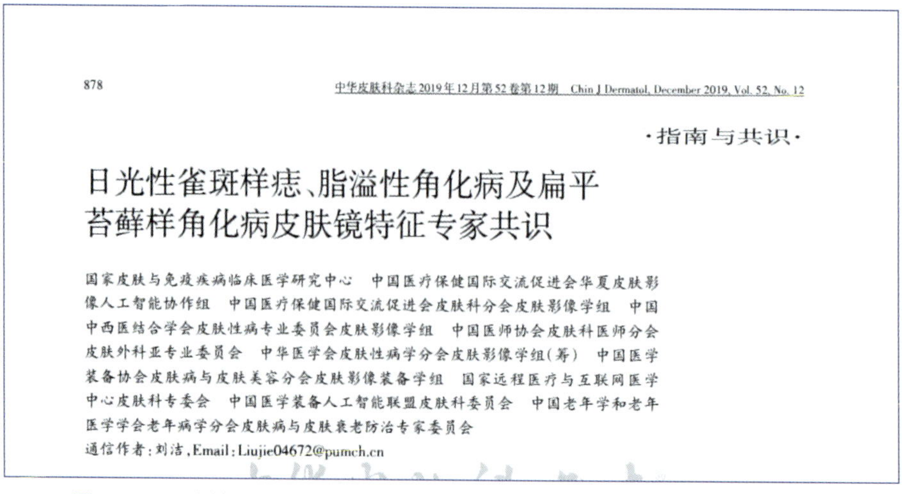
878 中华皮肤科杂志2019年12月第52卷第12期 Chin J Dermatol, December 2019, Vol. 52, No. 12

·指南与共识·

日光性雀斑样痣、脂溢性角化病及扁平苔藓样角化病皮肤镜特征专家共识

国家皮肤与免疫疾病临床医学研究中心 中国医疗保健国际交流促进会华夏皮肤影像人工智能协作组 中国医疗保健国际交流促进会皮肤科分会皮肤影像学组 中国中西医结合学会皮肤性病专业委员会皮肤影像学组 中国医师协会皮肤科医师分会皮肤外科亚专业委员会 中华医学会皮肤性病学分会皮肤影像学组(筹) 中国医学装备协会皮肤病与皮肤美容分会皮肤影像装备学组 国家远程医疗与互联网医学中心皮肤科专委会 中国医学装备人工智能联盟皮肤科委员会 中国老年学和老年医学学会老年病学分会皮肤病与皮肤衰老防治专家委员会
通信作者：刘洁，Email：Liujie04672@pumch.cn

图 5-14 日光性雀斑样痣、脂溢性角化病及扁平苔藓样角化病皮肤镜特征专家共识

第6讲 恶性黑素瘤的皮肤镜诊断详解

扫码观看视频

恶性黑素瘤（malignant melanoma，MM）的概述（图6-1）

- 恶性黑素瘤是来源于黑素细胞的恶性肿瘤，恶性程度高，进展快，预后差。
- 皮肤镜在恶性黑素瘤的辅助诊断中具有较高的应用价值，是皮肤镜最早的适应证之一。

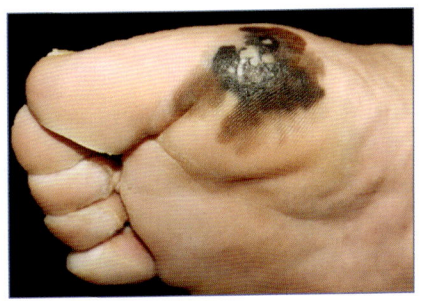

图6-1 恶性黑素瘤

恶性黑素瘤的皮肤镜特征（图6-2、图6-3）

- 不典型色素网
- 不规则条纹（伪足和放射状线）
- 负性色素网
- 亮白色条纹（晶状体结构）
- 不规则点和（或）球
- 偏心性污斑
- 周边褐色无结构区域
- 蓝白幕
- 退行性模式：瘢痕样色素脱失和（或）胡椒粉样颗粒
- 不典型血管结构：点状、匍行性、多形性、螺旋状血管，乳红色区、红色小球

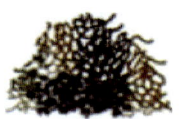 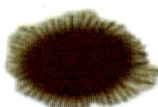 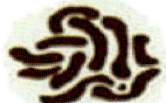 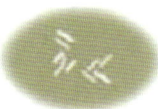 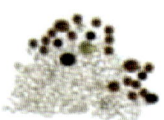

不典型色素网　　不规则条纹（伪足和放射状线）　　负性色素网　　亮白色条纹（晶状体结构）　　不规则点和（或）球

图 6-2　恶性黑素瘤的皮肤镜特征

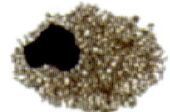 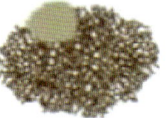 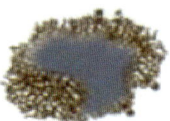 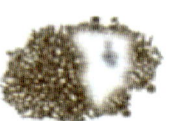 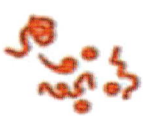

偏心性污斑　　周边褐色无结构区域　　蓝白幕　　退行性模式：瘢痕样色素脱失和（或）胡椒粉样颗粒　　不典型血管结构：点状、蔓行性、多形性、螺旋状血管，乳红色区、红色小球

图 6-3　恶性黑素瘤的皮肤镜特征模式图

恶性黑素瘤组织病理学分型

- 恶性雀斑样痣黑素瘤（lentigo maligna melanoma，LMM）
- 浅表扩散性黑素瘤（superficial spreading melanoma，SSM）
- 肢端雀斑样痣黑素瘤（acral lentiginous melanoma，ALM）
- 结节性黑素瘤（nodular melanoma，NM）

据 NCCN-2017 恶性黑素瘤指南，可分为 4 型

- 慢性日光损伤型（chronic sun damage，CSD）：由长期阳光暴露诱导所致，存在明显的日光性弹性组织变性。
- 非慢性日光损伤型（non-chronic sun damage，N-CSD）：并非由长期阳光暴露诱导所致。
- 肢端型：恶性黑素瘤位于足底、手掌或甲下。
- 黏膜型：恶性黑素瘤位于黏膜。

各型恶性黑素瘤的不同特点与其不同的基因变异有关。

慢性日光损伤型黑素瘤（图 6-4）

- **包括恶性雀斑样痣（LM）和恶性雀斑样痣黑素瘤（LMM）**
  1. 毛囊开口处的不对称色素沉着。
  2. 环状颗粒状模式。
  3. 附属器开口周围聚集的点。
  4. 附属器开口周围多边形短线条。
  5. 同心圆征。
  6. 菱形结构。
  7. 暗色污斑（又称均质模式）。

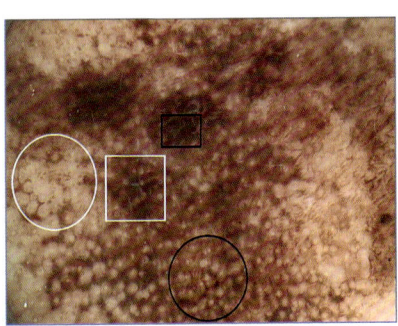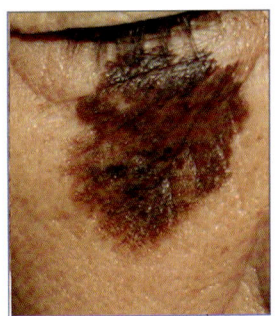

图 6-4　慢性日光损伤型黑素瘤的临床和皮肤镜表现

非慢性日光损伤型黑素瘤

- **浅表扩散性黑素瘤（SSM）（图 6-5）**
  1. 多种颜色。
  2. 不典型色素网。
  3. 不规则条纹（伪足和放射状线）。

4．负性色素网。

5．亮白色条纹（晶状体结构）。

6．不规则点和球（周边）。

7．不规则污斑。

8．周边褐色无结构区。

9．蓝白幕。

10．退行性结构。

11．不典型血管结构。

- **结节性黑素瘤（NM）**

  ○ 色素性 NM

  1．多种颜色。

  2．蓝白幕。

  3．亮白色条纹。

  4．不典型血管结构。

  5．无结构区域。

  ○ 无色素性或低色素性黑素瘤（AHM）（图6-6）

  1．负性色素网。

  2．亮白色条纹。

  3．乳红色区域。

  4．更突出的多形性不典型血管结构。

相比于其他亚型，NM 更容易出现无色素性或低色素性黑素瘤（AHM）。

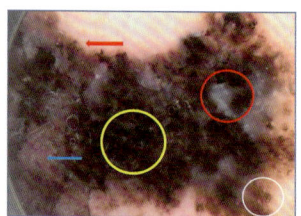
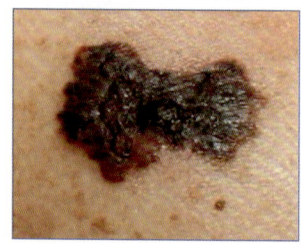

图6-5　浅表扩散性黑素瘤的临床和皮肤镜表现

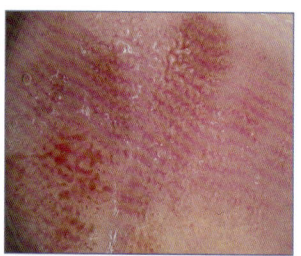
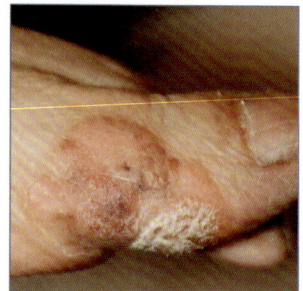

图6-6　无色素性或低色素性黑素瘤的临床和皮肤镜表现

肢端黑素瘤（AM）（图6-7）

- 非指（趾）甲部位 AM
  1. 皮嵴平行模式。
  2. 不规则弥漫性色素沉着。
  3. 多组分模式。

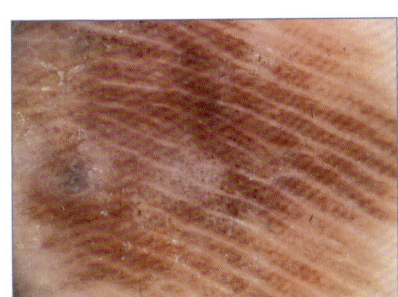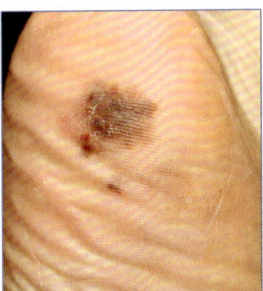

图 6-7　肢端黑素瘤的临床和皮肤镜表现

- BRAAFF 量表

为了更好地通过皮肤镜诊断肢端黑素瘤，Lallas 等进行了一项多中心研究，提出一种皮肤镜诊断 AM 的法则，即 BRAAFF 量表。

BRAAFF 量表包括 4 个阳性特征：

B（irregular blotches），不规则污斑（+1）

R（ridge pattern），皮嵴平行模式（+3）

A（asymmetry of structures），结构不对称（+1）

A（asymmetry of colours），颜色不对称（+1）

2 个阴性特征：

F（furrow pattern），皮沟平行模式（-1）

F（fibrillar pattern），纤维状模式（-1）

若总分 ≥ 1 则归为可疑性皮损。

- 甲黑素瘤（图 6-8）

1. 棕褐色背景上出现不规则条带（最常见）。
2. 可呈近端较宽，远端变窄。
3. Hutchinson 征（甲襞和甲周围皮肤色素沉着）。
4. 微 Hutchinson 征（指肉眼不可见但皮肤镜下可见）。
5. 甲板破坏，远端裂隙。

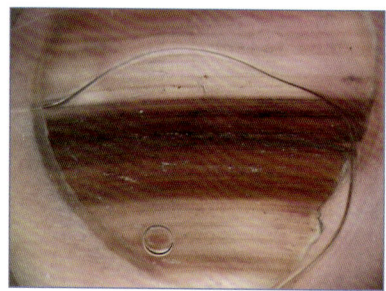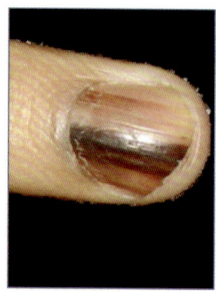

图 6-8　甲黑素瘤的临床和皮肤镜表现

黏膜黑素瘤（图 6-9）

1. 早期常可见无结构区和灰色区域。
2. 晚期表现为多组分模式，即结构不对称、多种颜色（白色、红色、浅棕色、深棕色、蓝灰色）、蓝白幕、不规则污斑、不规则条纹、退行性结构等。

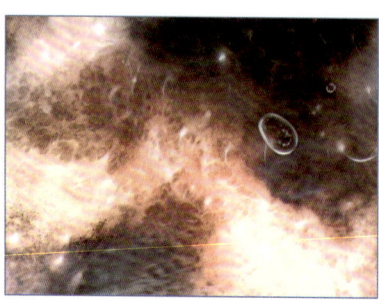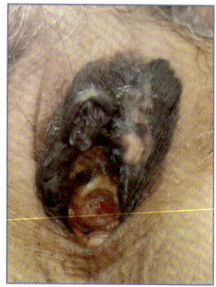

图 6-9　黏膜黑素瘤的临床和皮肤镜表现

专家共识（图6–10）

可参阅：中国医疗保健国际交流促进会华夏皮肤影像人工智能协作组，中国医疗保健国际交流促进会皮肤科分会皮肤影像学组，等．中国皮肤恶性黑素瘤皮肤镜特征专家共识[J]．中华皮肤科杂志，2020，53（6）：401–408.

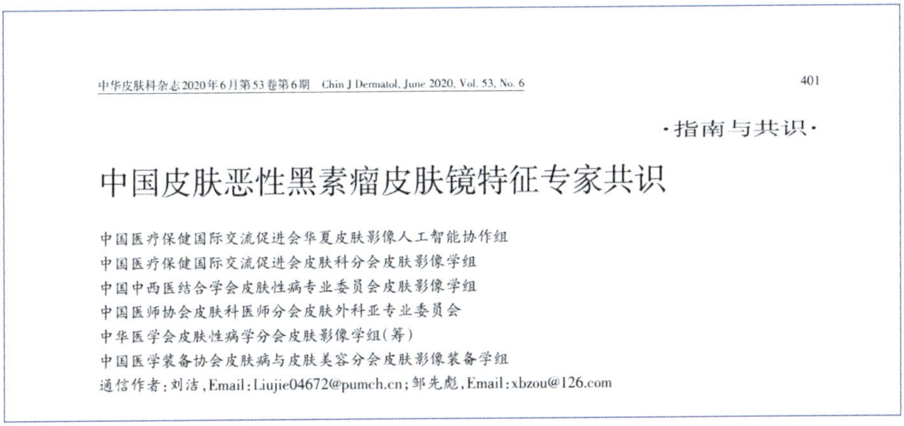

中华皮肤科杂志2020年6月第53卷第6期 Chin J Dermatol, June 2020, Vol. 53, No. 6 401

·指南与共识·

中国皮肤恶性黑素瘤皮肤镜特征专家共识

中国医疗保健国际交流促进会华夏皮肤影像人工智能协作组
中国医疗保健国际交流促进会皮肤科分会皮肤影像学组
中国中西医结合学会皮肤性病专业委员会皮肤影像学组
中国医师协会皮肤科医师分会皮肤外科亚专业委员会
中华医学会皮肤性病学分会皮肤影像学组(筹)
中国医学装备协会皮肤病与皮肤美容分会皮肤影像装备学组
通信作者：刘洁，Email：Liujie04672@pumch.cn；邹先彪，Email：xbzou@126.com

图6–10 中国皮肤恶性黑素瘤皮肤镜特征专家共识

第 7 讲 银屑病的皮肤镜诊断详解

扫码观看视频

银屑病（psoriasis）的概述（图 7-1）

银屑病的典型临床特征为大小不一、境界清楚的红斑，上覆银白色鳞屑。最常见的受累部位是头皮、肘和膝，可发生于任何部位，本病具有多种临床亚型，临床中需要与其他红斑鳞屑性疾病相鉴别诊断。

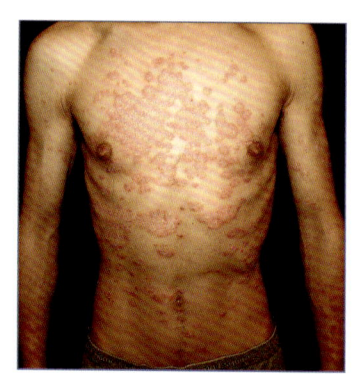

图 7-1 银屑病

专家解读（图 7-2）

《中华皮肤科杂志》发表的《〈皮肤科学（非肿瘤性皮肤病）中皮肤镜术语和基本参数的标准化：国际皮肤镜协会专家共识〉解读》：

- 5 个标准化基本参数及 31 个子项
- 血管（形态和分布）
- 鳞屑（颜色和分布）
- 毛囊改变

- 其他结构（颜色和形态）
- 特异线索

可参阅：刘洁，邹先彪.《皮肤科学（非肿瘤性皮肤病）中皮肤镜术语和基本参数的标准化：国际皮肤镜协会专家共识》解读 [J]. 中华皮肤科杂志，2020，53（6）：409-414.

中华皮肤科杂志 2020年6月第53卷第6期 Chin J Dermatol, June 2020, Vol. 53, No. 6 409

·专家视角·

《皮肤科学(非肿瘤性皮肤病)中皮肤镜术语和基本参数的标准化：国际皮肤镜协会专家共识》解读

刘洁[1] 邹先彪[2]
[1]中国医学科学院 北京协和医学院 北京协和医院皮肤科 100730；[2]解放军总医院第四医学中心皮肤科，北京 100048
通信作者：刘洁，Email：Liujie04672@pumch.cn

图 7-2 专家解读

银屑病的典型皮肤镜表现（图 7-3）

- 点状血管、球状血管
- 线状弯曲血管（包括发夹样血管、环状血管）
- 血管结构呈均匀分布
- 弥漫 / 片状分布的白色鳞屑
- 亮红色背景
- 点状出血（Auspitz 征）

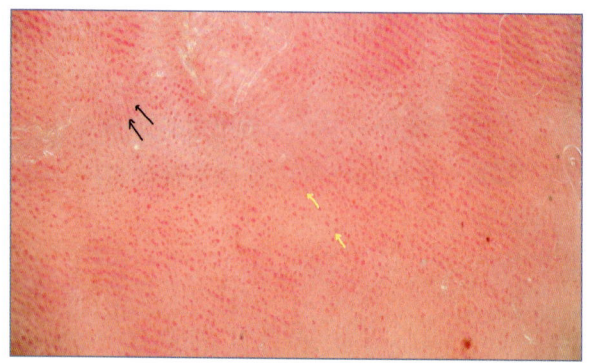

图 7-3　银屑病的典型皮肤镜表现

皮肤镜特征与组织病理相关性（图 7-4）

图 7-4 示皮肤镜下可见均匀分布的血管结构对应表皮银屑病样增生，真皮乳头扩张的毛细血管；弥漫分布的白色鳞屑对应融合性角化不全。

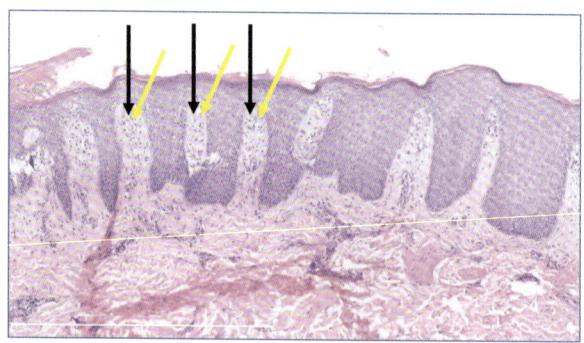

图 7-4　银屑病皮肤镜特征与组织病理相关性

特殊部位及不同类型银屑病的皮肤镜表现

- 寻常型银屑病（图 7-5）

下肢多发红色斑块，覆有白色鳞屑。

皮肤镜下可见均匀分布及串珠状（环状）分布的点状血管及环状血管，片状分布的白色鳞屑，可见亮红色背景。

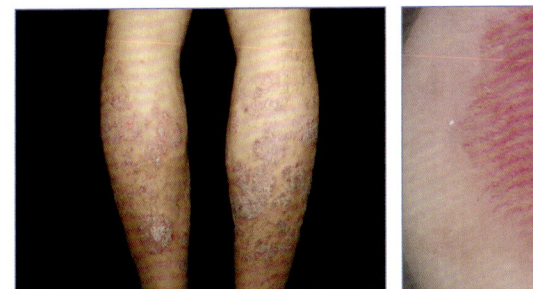
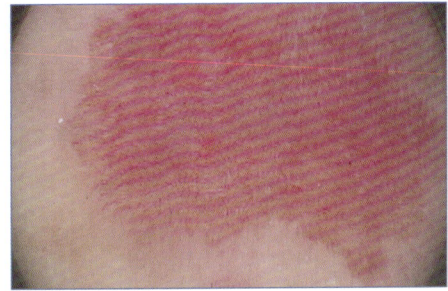

图 7-5　寻常型银屑病的临床和皮肤镜表现

- **头皮银屑病**（图 7-6）

皮肤镜下毛囊周围均匀分布的点状血管、环状血管和发夹样血管。

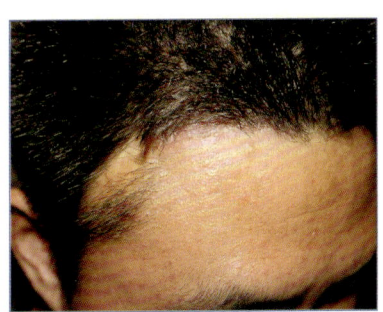
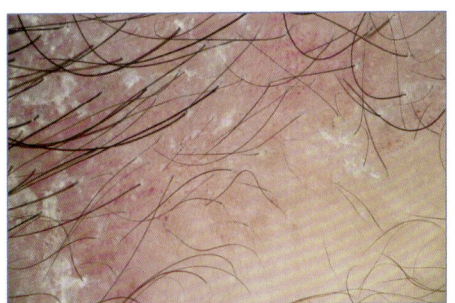

图 7-6　头皮银屑病的临床和皮肤镜表现

- **头皮脂溢性皮炎**（图 7-7）

皮肤镜下不均匀分布的分支状血管和线状弯曲血管，明显的白色无结构区。

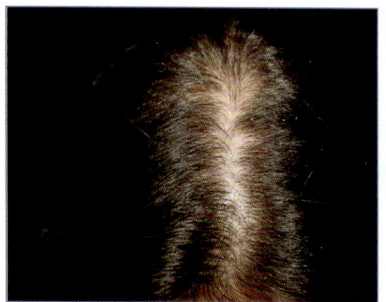
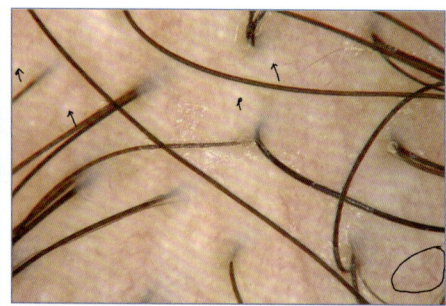

图7-7 头皮脂溢性皮炎的临床和皮肤镜表现

- **手掌银屑病**（图7-8）

手掌多发红色斑块，边界清楚，覆白色鳞屑。皮肤镜下可见亮红色背景，均匀分布的点状血管，白色鳞屑。

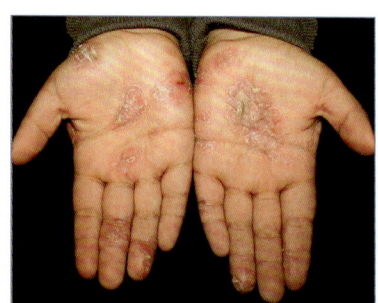
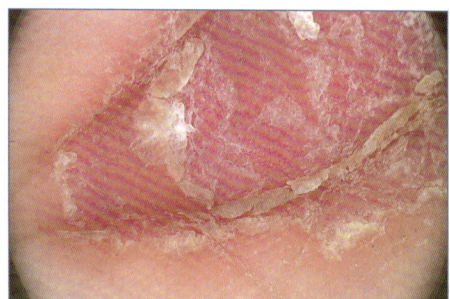

图7-8 手掌银屑病的临床和皮肤镜表现

- **银屑病性龟头炎**

皮肤镜下可见规则分布的点状血管，表面无鳞屑。

- **银屑病甲**（图7-9）

皮肤镜下可见甲分离，甲板可见鳞屑，顶针样凹陷，甲床部位可见扩张

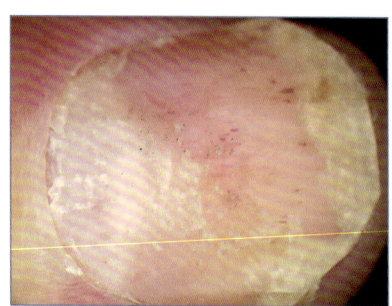

图7-9 银屑病甲

迂曲的血管。甲板近端出现鳞屑，提示甲母质受累。

- **蛎壳状银屑病**（图 7-10）

皮肤镜特点为具有严重角化过度性皮损，较厚鳞屑妨碍银屑病皮损血管特征的观察。去除鳞屑后不仅显示出了点状血管，还出现了点状出血，符合"皮肤镜下 Auspitz 征"。

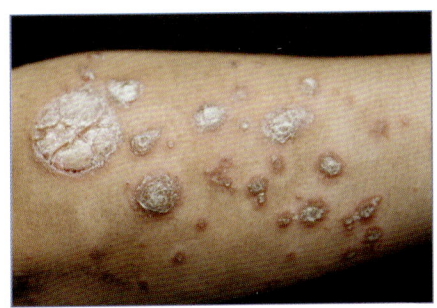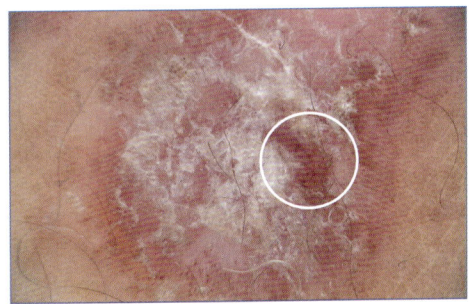

图 7-10　蛎壳状银屑病的临床和皮肤镜表现

- **环状银屑病**

一种特殊的亚型，鳞屑在皮损边缘更明显。单发皮损的临床与皮肤镜表现和玫瑰糠疹类似，但具有规则分布的点状血管，可用于与玫瑰糠疹的鉴别。

- **玫瑰糠疹**（图 7-11）

皮肤镜下可见皮损周围细小鳞屑和不规则分布的点状血管。

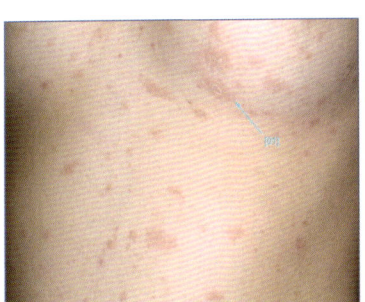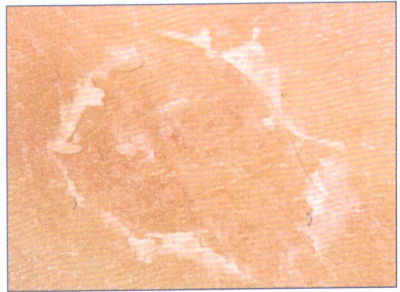

图 7-11　玫瑰糠疹的临床和皮肤镜表现

- **毛囊性银屑病**

临床表现为毛囊性丘疹。皮肤镜表现为毛囊部位多发的点状血管。

- **毛发红糠疹**（图7-12）

皮肤镜表现为点状、线状血管，斑片周围分布，圆形/卵圆形黄色区域，中央角质栓。

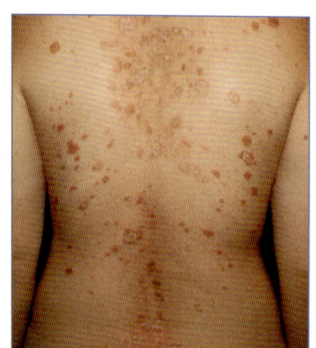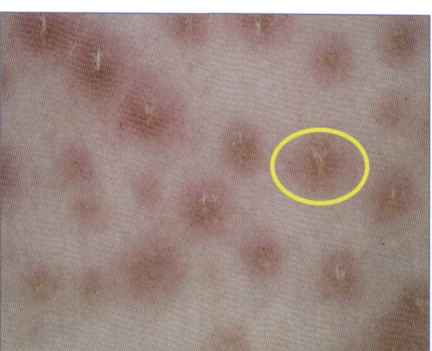

图7-12 毛发红糠疹的临床和皮肤镜表现

- **脓疱性银屑病**（图7-13）

皮肤镜下可见脓疱、白色鳞屑和红色点状血管。

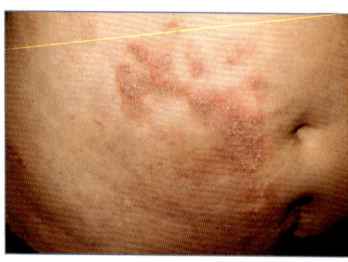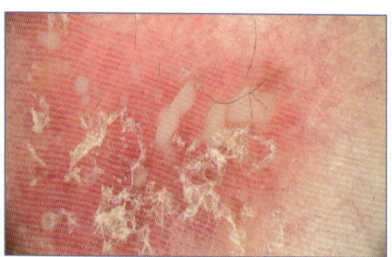

图7-13 脓疱性银屑病的临床和皮肤镜表现

- **早期连续性肢端皮炎**

皮肤镜有助于观察临床检查中无法观察到的小脓疱。

- **掌跖脓疱病**（图 7-14）

皮肤镜下可观察到脓疱。

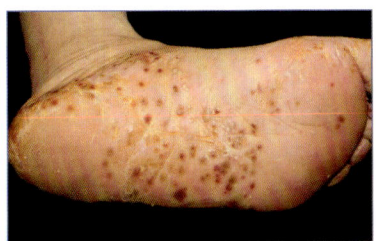
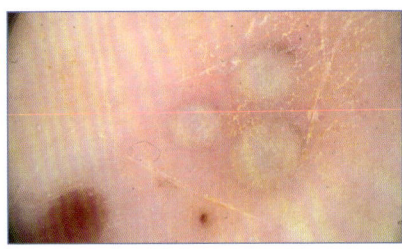

图 7-14 掌跖脓疱病的临床和皮肤镜表现

鉴别诊断

- **皮炎**：黄色浆痂和少量点状血管。
- **银屑病**：较多规则分布的点状血管和白色鳞屑。
- **玫瑰糠疹**：皮损周围细小鳞屑和不规则分布的点状血管。
- **扁平苔藓**：白色交错的条纹和少量散在分布的点状血管。

皮肤镜监测银屑病疗效（生物制剂）（图 7-15）

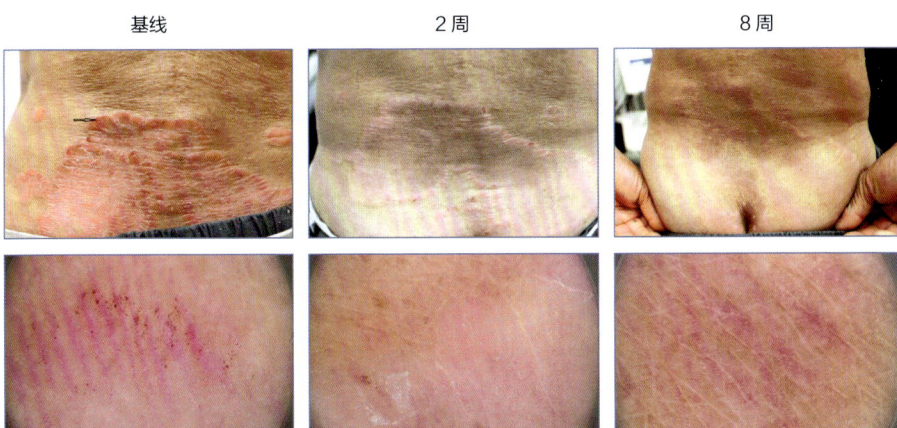

图 7-15 皮肤镜监测银屑病疗效（生物制剂）

副作用观察（图 7-16）

银屑病皮损外用糖皮质激素后皮损内点状血管减少。皮损区域外可见大量明显扩张的线状血管，提示出现了早期皮肤萎缩。

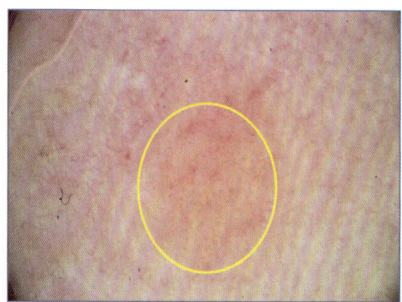

图 7-16　副作用观察

小结

- 银屑病典型皮肤镜表现：点状血管，均匀分布，亮红色背景，白色鳞屑。
- 特殊部位及类型银屑病的皮肤镜表现存在差异，但都具有银屑病的典型特征。
- 皮肤镜在银屑病的鉴别诊断中可以发挥重要作用。
- 皮肤镜可以作为银屑病疗效及副作用观察的辅助工具。

第8讲 湿疹及相关疾病的皮肤镜诊断详解

扫码观看视频

湿疹（eczema）的概述（图8-1）

湿疹/皮炎（eczema/dermatitis）是由多种内外因素引起的变态反应性皮肤疾病。皮损呈多形性改变，可根据皮疹进展情况，分为急性、亚急性和慢性。急性者表现为红斑、水疱、渗出、结痂；慢性者表现为皮肤肥厚、苔藓化和鳞屑。

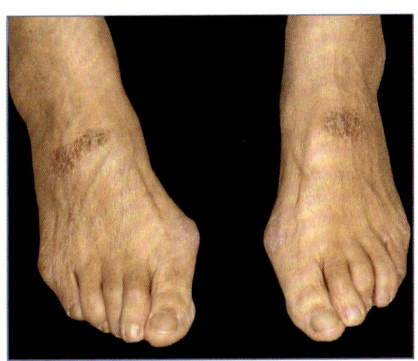

图8-1 湿疹

湿疹及相关疾病的皮肤镜表现

- **急性皮炎/湿疹**（图8-2）
  1. 可见红色斑片。
  2. 黄色鳞屑/结痂——黄色区域（yellow clod sign）。

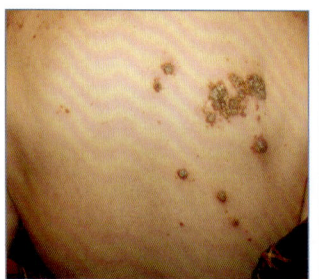 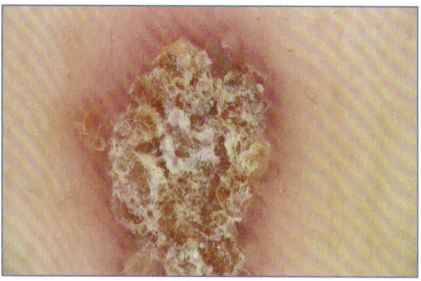

图 8-2 急性皮炎/湿疹的临床和皮肤镜表现

- 亚急性及慢性皮炎/湿疹（图 8-3）
  1. 不均匀分布的点状血管。
  2. 血管结构组织病理上对应棘层不规则增生肥厚基础上真皮乳头扩张的小血管。
  3. 可见海绵状水疱。
  4. 片状分布/弥漫分布的黄色鳞屑。
  5. 暗红色背景。

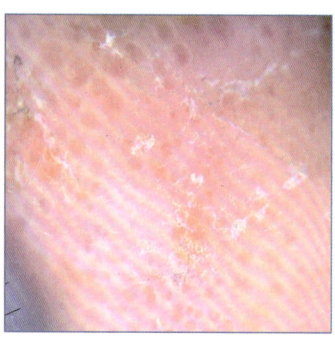

图 8-3 亚急性及慢性皮炎/湿疹

- 面部亚急性湿疹（图 8-4）

皮肤镜下可见不均匀分布的点状血管、海绵状水疱和弥漫分布的黄白色鳞屑以及暗红色背景（×30）。

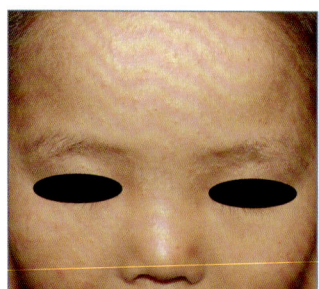 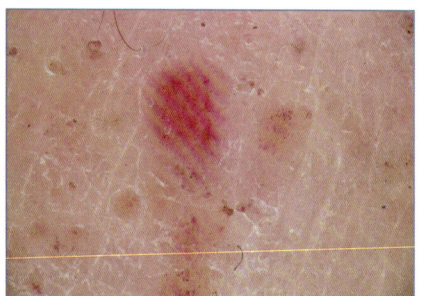

图 8-4 面部亚急性湿疹的临床和皮肤镜表现

- **双腕部、手掌慢性湿疹**（图 8-5）
  1. 临床上双腕部苔藓化丘疹、结痂，双手指掌侧斑块、结痂（图 8-5，左图）。
  2. 皮肤镜下可见不均匀分布的点状血管和黄色鳞屑 / 结痂，还可见暗红色背景及血痂（×30）（图 8-5，右图）。

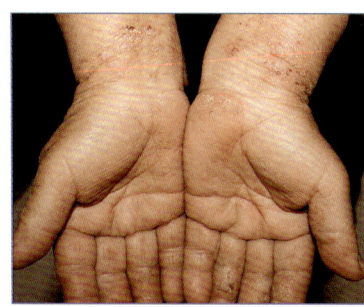 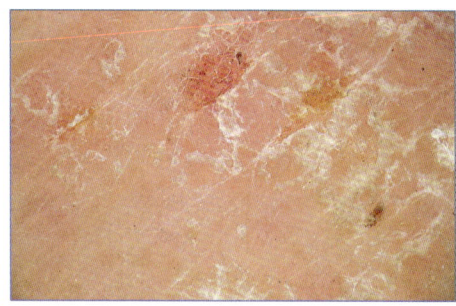

图 8-5　双腕部、手掌慢性湿疹的临床和皮肤镜表现

- **臀部慢性湿疹 / 皮炎**（图 8-6）
  1. 臀部暗红色苔藓样斑块（图 8-6，左图）。
  2. 皮肤镜下可见不均匀分布的点状血管和片状分布的黄色鳞屑和结痂，此外还可见暗红色背景及血痂（×20）（图 8-6，右图）。

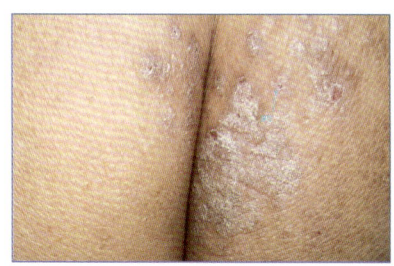 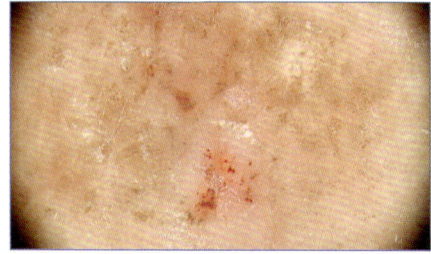

图 8-6　臀部慢性湿疹 / 皮炎的临床和皮肤镜表现

- **手掌部慢性皮炎 / 湿疹**（图 8-7、表 8-1）
  1. 手掌红斑、脱屑及抓痕（图 8-7，左图）。
  2. 皮肤镜下可见不均匀分布的血管结构，黄色鳞屑和结痂，黄棕色点或小球，还可见血痂（×20）（图 8-7，右图）。

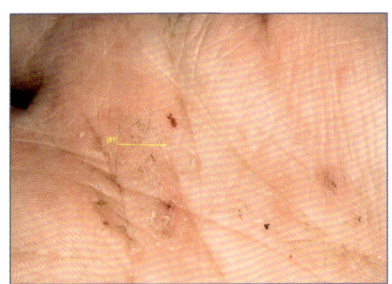
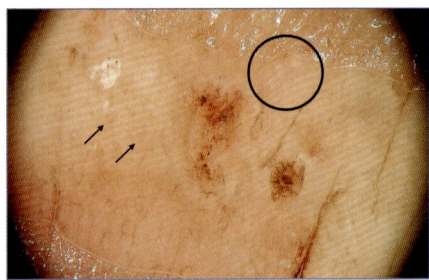

图 8-7　手掌部慢性皮炎/湿疹的临床和皮肤镜表现

表 8-1　斑块状银屑病和慢性皮炎/湿疹的对比

皮肤镜特征	斑块状银屑病	慢性皮炎/湿疹
背景颜色		
亮红	+++	+
暗红	+	++
血管形态		
点状	+++	+++
环状/发夹样	++	+
血管分布		
均匀	+++	+
不均匀	+	+++
非血管结构		
白色鳞屑	+++	+
黄色鳞屑	+	++

- **慢性苔藓样糠疹**（图 8-8、图 8-9）

1. 又称点滴型副银屑病，病程缓慢、成批出现的鳞屑性红斑，不融合，常常累及躯干、四肢。
2. 临床上可见躯干、四肢泛发黄红色斑片，表面细小鳞屑（图 8-8，左图）。
3. 皮肤镜下可见橘黄色无结构区，外周分布的白色鳞屑，不规则分布的点状血管（图 8-8，右图；图 8-9）。

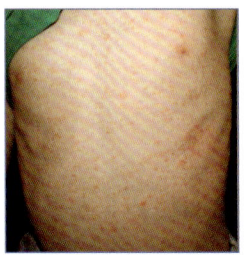
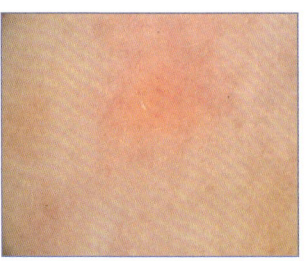
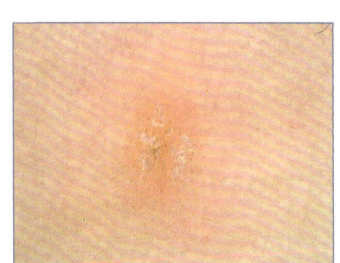

图 8-8　慢性苔藓样糠疹　　　　　　　　　　图 8-9　慢性苔藓样糠疹

4. 橘黄色无结构区（弥漫或局灶性）。
5. 弥漫分布或外周分布的白色鳞屑。
6. 不规则分布的点状血管、线状弯曲血管。
7. 乳红色区域。

- 急性痘疮样苔藓样糠疹

起病急，皮损为鳞屑性红斑、丘疹、丘疱疹、坏死及结痂等多形性损害，愈后留有瘢痕。

1. 早期皮损具有紫癜样外观（由于红细胞外渗而出现或多或少的弥漫性出血区）。皮损周围可见环状分布的点状和（或）线状血管，形成靶样外观，皮损周围均可见内缘游离的领圈样鳞屑（图 8-10）。
2. 成熟期皮损具有中央无定形的棕色结痂（由于表皮坏死所致）（图 8-11）。
3. 愈合期皮损的特征性表现为中央白色区域（由于纤维化所致）（图 8-12）。

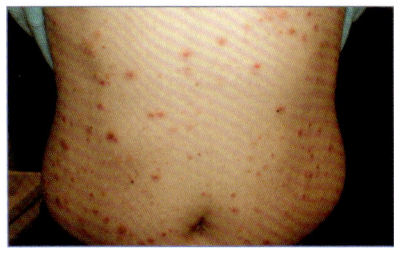
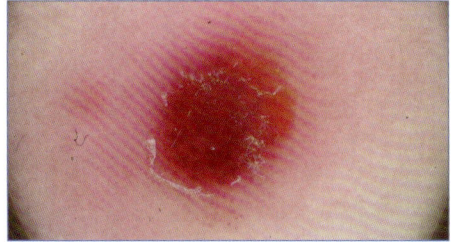

图 8-10　急性痘疮样苔藓样糠疹（早期）的临床和皮肤镜表现

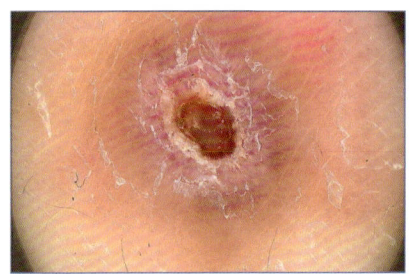 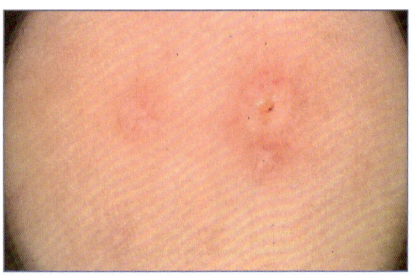

图 8-11　急性痘疮样苔藓样糠疹（成熟期）　　　　图 8-12　急性痘疮样苔藓样糠疹（愈合期）

- **早期蕈样肉芽肿**（mycosis fungoides）（图 8-13）

蕈样肉芽肿是原发性皮肤 T 细胞淋巴瘤（CTCL）中最常见的类型，早期表现为鳞屑性红斑。

1. 可见暗红色背景。
2. 均匀分布的点状血管。
3. 线状弯曲血管：以往曾用细的短棒状血管及"精子样"结构来描述。"精子样"结构是一种由点状血管和细的弧形线状血管组成的复合性血管结构，似"精子样"，该结构对于诊断早期蕈样肉芽肿具有很高的特异性。
4. 橘黄色斑片状区域。
5. 片状分布的白色鳞屑。

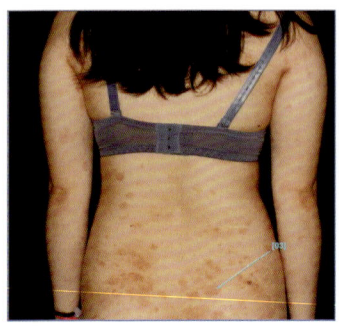 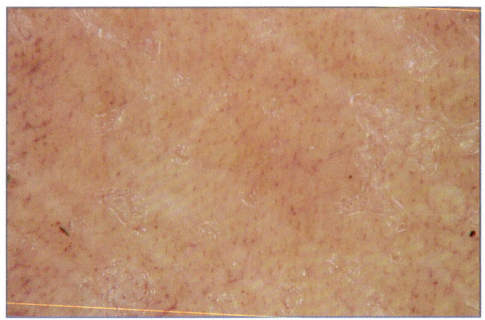

图 8-13　早期蕈样肉芽肿的临床和皮肤镜表现

6. 偶可见紫癜样点。

早期蕈样肉芽肿和炎症性皮肤病的对比（表 8-2）：

表 8-2　早期蕈样肉芽肿和炎症性皮肤病的对比

皮肤镜特征	早期蕈样肉芽肿	斑块型银屑病及慢性皮炎
背景颜色		
亮红	+	++
暗红	+	+
血管形态		
点状	+	++
环状/发夹样	+	++
线状弯曲	+++	+
精子样	+++	−
血管分布		
均匀	+	++
簇状	+	+
不均匀	+	+
非血管结构		
白色鳞屑	+	+
黄色鳞屑	−	+
橘黄色斑片状区域	+++	+

◎ **早期蕈样肉芽肿的皮肤镜特征**（图 8-14）

可参阅：Chenchen Xu，Jie Liu*，Tao Wang，et al. Dermoscopy patterns of early stage mycosis fungoides in Chinese population [J]. Clin Exp Dermatol，2019，44（2）：169-175.

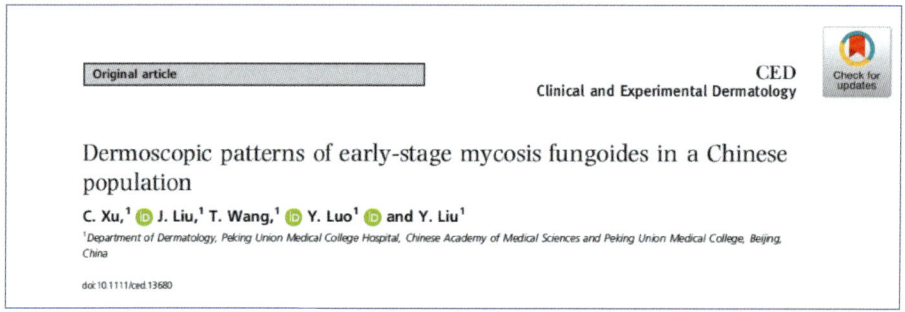

图 8-14　早期蕈样肉芽肿的皮肤镜特征研究

◎ **蕈样肉芽肿 / 塞扎里综合征（Sézary syndrome，SS）的高频超声诊断及分级**（图 8-15 ~ 图 8-17）

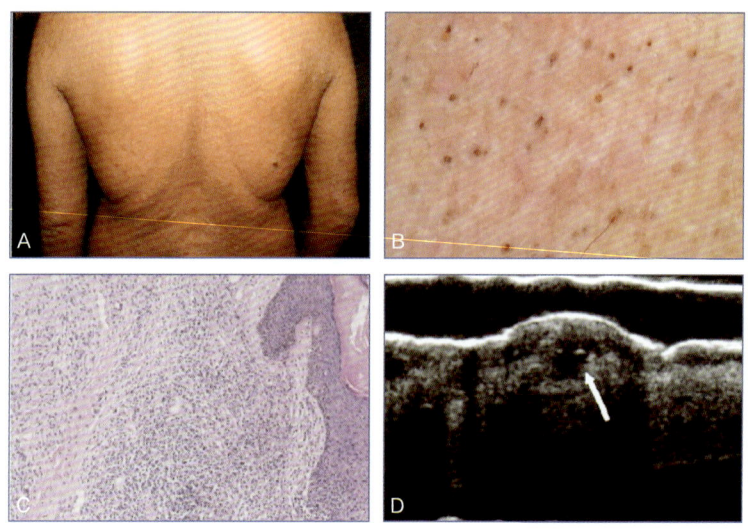

图 8-15　蕈样肉芽肿
A. 临床表现；B. 皮肤镜表现；C. 组织病理表现；D. 高频超声表现

ORIGINAL RESEARCH

Value of High-Frequency Ultrasound in Accurate Staging of Mycosis Fungoides/Sézary Syndrome

Yukun Wang, BM, Zihan Niu, BM, Jie Liu, MD, PhD, Qingli Zhu, MD, PhD, Zhaorui Liu, BM, Yuehua Liu, MD, PhD, Hongzhong Jin, MD, PhD

图 8-16　高频超声辅助蕈样肉芽肿 /Sézary 综合征病情评估及皮损精准分期的研究

Received: 8 July 2020 | Accepted: 5 September 2020
DOI: 10.1111/srt.12945

ORIGINAL ARTICLE　　WILEY

The value of high-frequency ultrasonography in the differential diagnosis of early mycosis fungoides and inflammatory skin diseases: A case-control study

ZiHan Niu[1] | YuKun Wang[2] | QingLi Zhu[1] | Jie Liu[2] | YueHua Liu[2] | HongZhong Jin[2]

图 8-17　高频超声辅助早期蕈样肉芽肿及炎症性皮肤病鉴别诊断的研究

第9讲 痤疮、玫瑰痤疮及脂溢性皮炎的皮肤镜诊断详解

扫码观看视频

协和多维影像管理平台（图9-1）

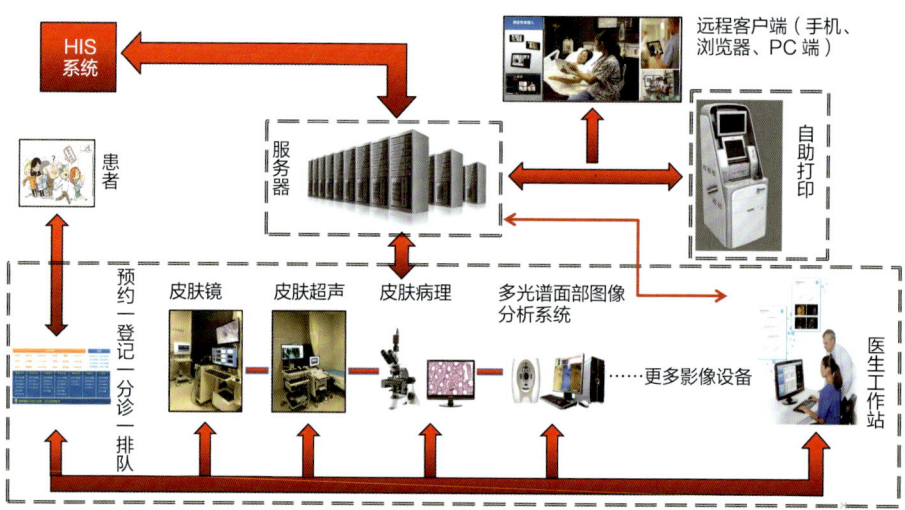

图9-1 协和多维影像管理平台

寻常痤疮

● 寻常痤疮的概述

寻常痤疮好发于青春期，常见于面部、胸背部；皮损以粉刺、炎性丘疹、脓疱常见，重者可出现结节、囊肿（图9-2）。

第9讲 痤疮、玫瑰痤疮及脂溢性皮炎的皮肤镜诊断详解　63

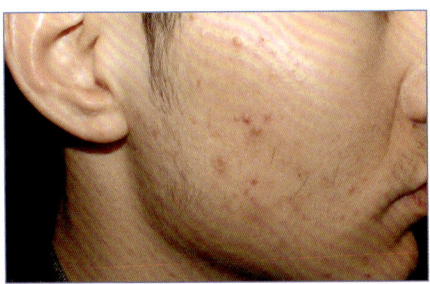

图 9-2　寻常痤疮

- 寻常痤疮的皮肤镜表现

1. 粉刺型痤疮。中央：棕黄色质硬栓子；周围：散在炎性红斑（图 9-3）。
2. 炎性痤疮。中央：境界清楚的白色中心；周围：棕色细边缘、红斑（图 9-4）。

　　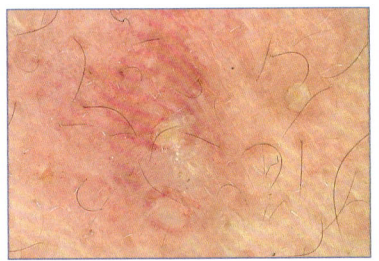

图 9-3　粉刺型痤疮的皮肤镜表现　　图 9-4　炎性痤疮的皮肤镜表现

- 痤疮分类及分级

目前尚无较为统一的分类、分级方法（> 25 种）（图 9-5、表 9-1）。

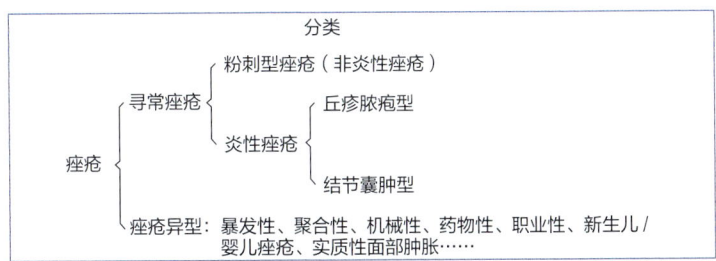

图 9-5　痤疮分类

表 9-1 痤疮分级

程度	分级	皮损表现
轻度	1级	粉刺
中度	2级	丘疹
中度	3级	脓疱
重度	4级	结节和（或）囊肿

引自：Combination of Traditional and Western Medicine Dermatology. Acne Group，Chinese Society of Dermatology. Acne Group，Chinese Dermatologist Association. Acne Group，Dermatology Committee. Acne group，Chinese Non-government Medical Institutions Association. Chinese guidelines for the management of acne vulgaris: 2019 Update#. Int J Dermatol Venereol, 2019, 2: 129-137

- **痤疮高频超声特征**（图 9-6）

1. 毛囊（正常或增宽）。
2. 毛囊周围真皮回声（均匀或不均匀）。
3. 皮肤表面明显隆起（有或无）。
4. 真皮局限低回声区＜5 mm（有或无）。
5. 圆形或卵圆形假囊肿≥5 mm（有或无）。

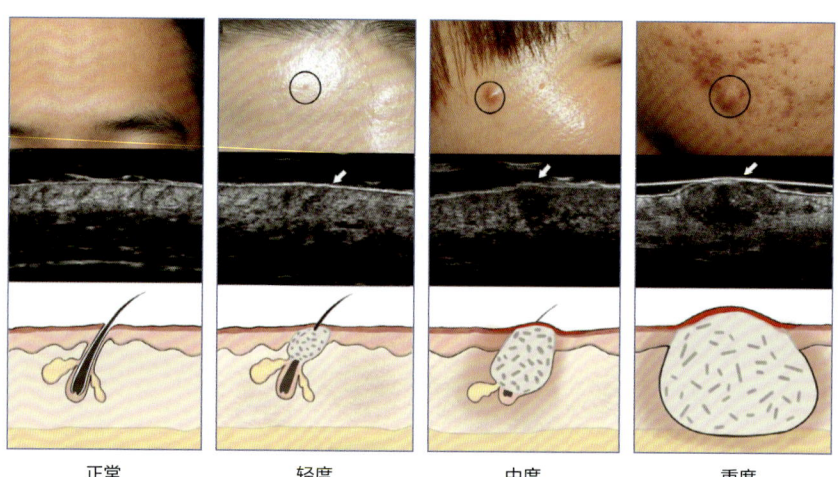

图 9-6 痤疮高频超声特征

- **痤疮高频超声分级**（sonographic scoring system for acne，SSSA）
  1. Ⅰ级：增宽的低回声带，伴或不伴周围真皮回声不均。
  2. Ⅱ级：真皮局限低回声区。
  3. Ⅲ级：假囊肿，伴或不伴皮肤表面明显隆起。

Wortsman 等人 2014 年提出 sonographic scoring of acne，即 SOS–Acne 分级。SOS–Acne 分级根据假囊肿的数量和是否伴有瘘管形成将病情分为轻度、中度和重度，并与临床常用的 Cunliffe 痤疮分级进行对比，结果显示临床分级为轻度的患者在超声下常显示出较临床更为广泛而严重的受累表现，可能可以解释部分患者疗效不佳的现象，指导皮肤科医师对寻常痤疮患者进行更合适的个体化治疗。

- **SSSA 与临床分级比较**
  1. 整体一致性较好。
  2. 相关研究显示部分皮损超声分级与临床分级不一致，多为超声分级高于临床分级。
  3. 提示高频超声能够更好地显示痤疮皮损深部改变，SSSA 超声分级能够更准确地评估疾病严重程度（参阅图 9–7 所示论文）。

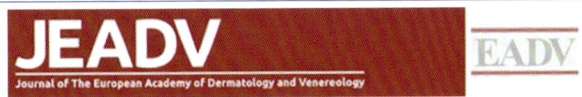

图 9–7　SSSA 与临床分级比较相关论文

玫瑰痤疮

- **玫瑰痤疮概述**

又称酒渣鼻，发病机制不明，可能与神经血管功能紊乱及毛囊虫反复感染有关，本病病程缓慢（图 9-8）。

- **常见亚型**

红斑毛细血管扩张型、丘疹脓疱型、肥大型、眼型（图 9-9）。

- **玫瑰痤疮的皮肤镜表现**（图 9-10）

  1. 线状血管，网状排列。
  2. 紫红色背景；灰白色毛囊角栓及白色线状结构。
  3. 此外还可见玫瑰花瓣征、橘黄色-黄色区域、扩张的毛囊和毛囊性脓疱。

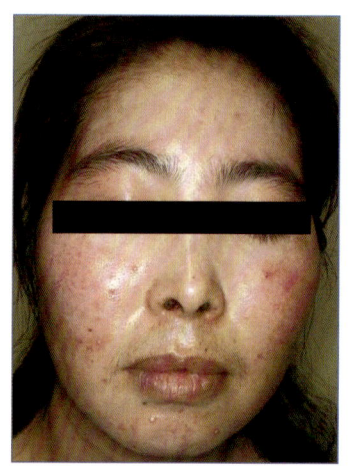

图 9-8　玫瑰痤疮

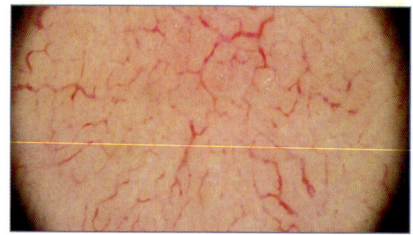

常见亚型	
红斑毛细血管扩张型：	面部潮红，持久性红斑、水肿，毛细血管扩张
丘疹脓疱型：	似痤疮，但无粉刺，颜色较深为暗红
肥大型：	皮脂腺增生、纤维化，可累及鼻外区域
眼型：	睑板腺堵塞，睑腺炎、结膜炎，与面部皮疹不平行

图 9-9　玫瑰痤疮常见亚型　　　　图 9-10　玫瑰痤疮的皮肤镜表现

脂溢性皮炎

- **脂溢性皮炎**

多见于成人和新生儿，好发于皮脂溢出部位，如头皮（头皮脂溢性皮炎见第

7讲)、面部、胸背部等;皮疹表现为暗红色斑片,附着油腻鳞屑,皮肤镜有助于面部脂溢性皮炎与其他好发于面部的皮肤病相鉴别(图9-11)。

- **面部脂溢性皮炎的皮肤镜表现**(图9-12)
  1. 不均匀分布的血管结构(点状血管、分支状血管、线状弯曲血管)。
  2. 片状分布的黄色细薄鳞屑,伴或不伴白色鳞屑;红色或淡红色背景。
  3. 毛囊周围淡黄色晕,似油滴样外观。
  4. 偶见白色无结构区和毛囊角栓。

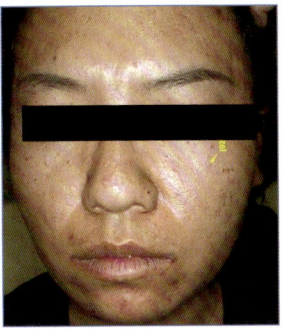

图 9-11 脂溢性皮炎

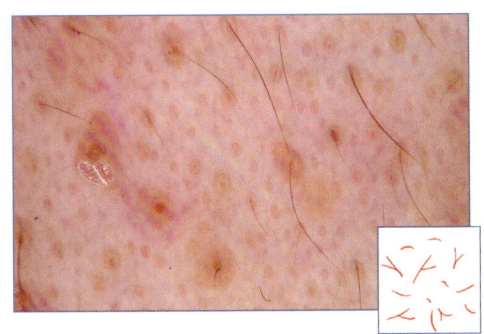

图 9-12 面部脂溢性皮炎的皮肤镜表现

面部脂溢性皮炎和玫瑰痤疮的鉴别诊断(表 9-2)

表 9-2 面部脂溢性皮炎和玫瑰痤疮的鉴别诊断

脂溢性皮炎(图 9-13)	玫瑰痤疮(图 9-14)
黄红色背景	深红色背景
灶性分布非典型血管	线状、分支状血管
毛囊周围似油滴样外观	多角形血管网

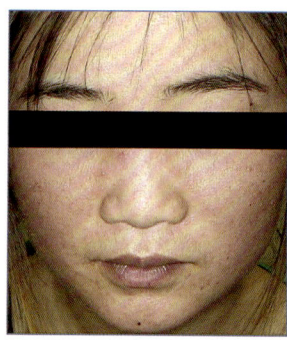
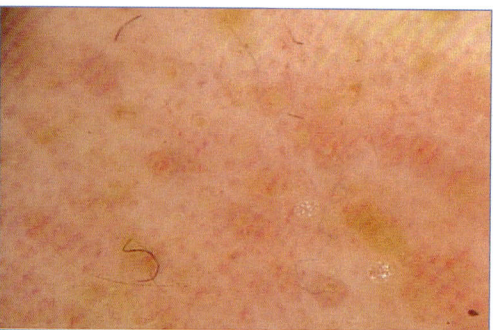

图 9-13　脂溢性皮炎的临床和皮肤镜表现

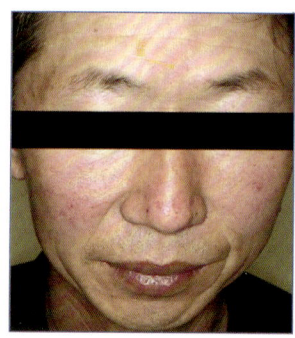
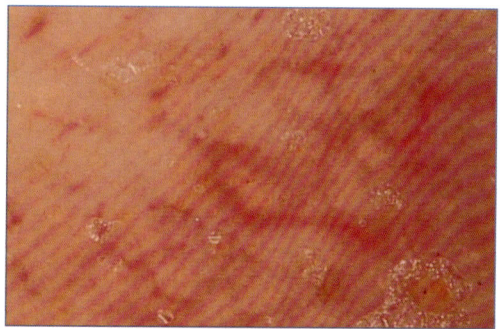

图 9-14　玫瑰痤疮的临床和皮肤镜表现

鉴别诊断——发疹性毳毛囊肿

- 皮肤镜见泛发性毛囊性丘疹、结节（图 9-15）。
- 组织病理表现为真皮内囊肿，囊壁复层鳞状细胞，内含毳毛（图 9-16）。

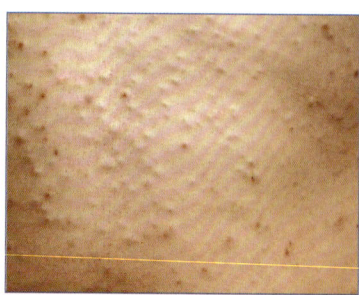
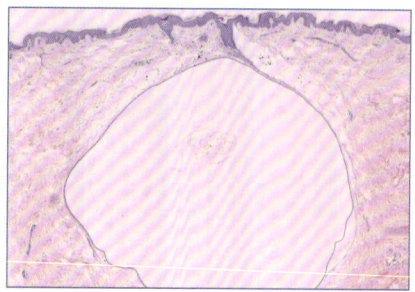

图 9-15　发疹性毳毛囊肿的皮肤镜表现　　图 9-16　发疹性毳毛囊肿的组织病理表现

- 蓝灰色或黄褐色类圆形结构。
- 中央多发黄色球形无结构区（可能对应真皮内囊性结构）（图 9–17）。
- 片状棕黄色色素结构。
- 中央蓝灰色线条（可能对应囊肿内毳毛）（图 9–18）。

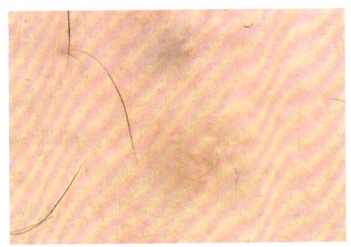

图 9–17　发疹性毳毛囊肿皮肤镜表现（中央多发黄色球形无结构区）

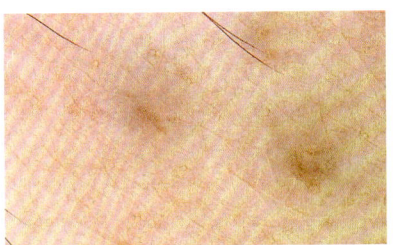

图 9–18　发疹性毳毛囊肿皮肤镜表现（中央蓝灰色线条）

引自：罗毅鑫，刘洁，晋红中．皮肤镜观察发疹性毳毛囊肿 1 例 [J]．临床皮肤科杂志，2017，46（11）：798–799.

鉴别诊断——小汗腺汗囊瘤

- **小汗腺汗囊瘤：** 鼻部、面颊多发粟粒至绿豆大丘疹。
- **皮肤镜：** 均质蓝紫色中央区，环绕苍白晕。
- **超声：** 真皮多发边界清楚的无回声囊性损害，后方回声增强。
- **组织病理：** 真皮中部可见囊腔，囊壁呈多个皱褶，囊内无定形淡红色物质。囊壁由双层嗜酸性细胞构成，内层细胞 CEA 染色（+）（参见图 9–19 所示论文）。

Clinical Observation　　Chinese Medical Journal

Multi-dimensional skin imaging evaluation of eccrine hidrocystoma

Yu-Kun Wang[1], Yuan-Jing Gao[2], Jie Liu[1], Qing-Li Zhu[2]

[1]Department of Dermatology, Peking Union Medical College Hospital, Chinese Academy of Medical Sciences and Peking Union Medical College, Beijing 100730, China;
[2]Department of Ultrasound, Peking Union Medical College Hospital, Chinese Academy of Medical Sciences and Peking Union Medical College, Beijing 100730, China

图 9–19　小汗腺汗囊瘤相关论文

鉴别诊断——结节性硬化症

- **结节性硬化症**（图9-20）

组织病理示真皮胶原纤维增生，毛细血管扩张，增粗的胶原纤维围绕毛囊附属器呈层状排列。

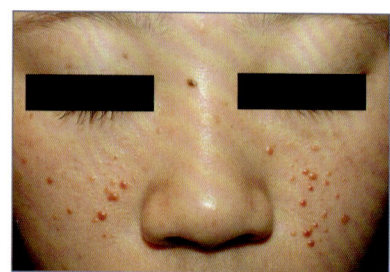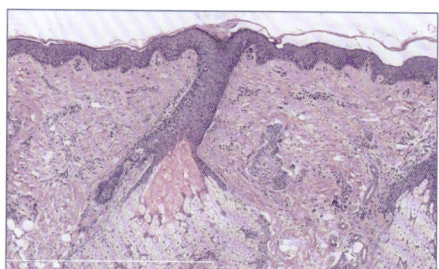

图9-20 结节性硬化症的临床和组织病理表现

- **结节性硬化症的影像表现**（图9-21）

皮肤镜：橘黄色区域；粗大分支状血管；蜂巢样结构。

超声：面部血管纤维瘤表现为真皮内不均质低回声，向表皮突起，形态尚规则，边界欠清晰，后方回声轻度衰减。

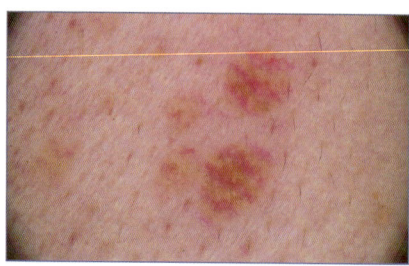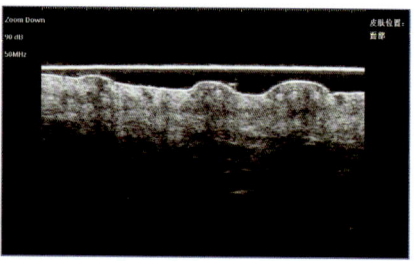

图9-21 结节性硬化症的影像表现的皮肤镜（左图）和超声表现（右图）

鉴别诊断——胶样粟丘疹

● **胶样粟丘疹**（图9-22）

临床见眼睑、双颧部密集淡黄色针头大丘疹及斑块；组织病理示表皮变薄，真皮浅层嗜酸性均质胶样物，胶样物可见裂隙。

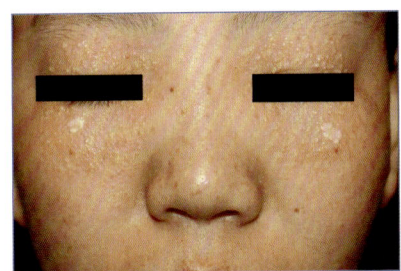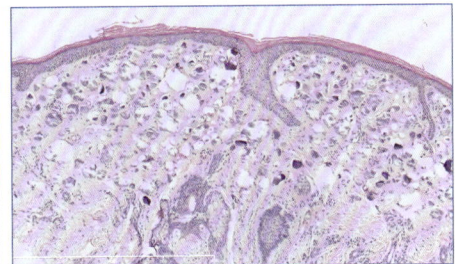

图9-22 胶样粟丘疹的临床和组织病理表现

● **胶样粟丘疹皮肤镜表现**（图9-23）

圆形、卵圆形、蜡样、半透明丘疹；黄白色石英样斑块；亮白色条纹。

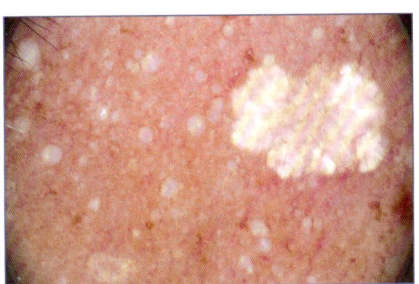

图9-23 胶样粟丘疹皮肤镜表现

痤疮疗效评估——高频超声（high-frequency ultrasound，HFUS）（图9-24）

● 皮损的深度

- 最长径
- 超声分级是否降级

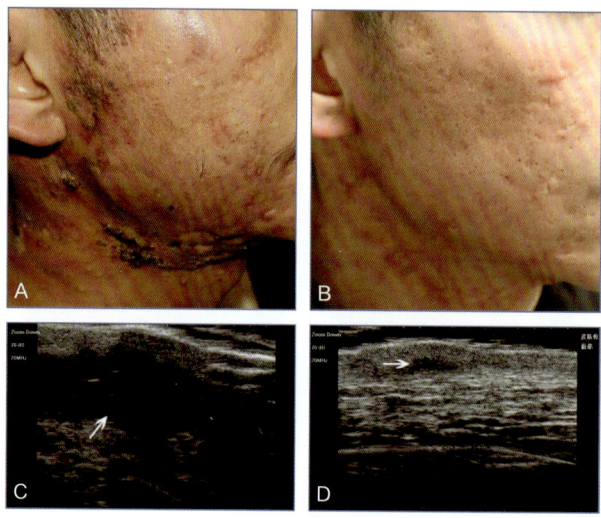

图 9-24　痤疮疗效评估 -HFUS

A. 治疗前临床表现；B. 治疗后临床表现；C. 高频超声下显示治疗前大范围的低回声区域（白色箭头），边界清楚，深度累及真皮深层至皮下组织；D. 治疗后，高频超声下低回声区域明显变小（白色箭头），边界清楚，下方皮下组织回声均匀

第10讲 结缔组织病的皮肤镜诊断详解

扫码观看视频

结缔组织病的概述

- 自身免疫性结缔组织病是一组多种因素导致的疾病,具有异质性和重叠的临床特征,包含红斑狼疮、硬斑病、硬化性苔藓、系统性硬化症、皮肌炎。

红斑狼疮(lupus erythematosus,LE)

- 慢性、自身免疫性、多系统疾病,可引起多个器官的炎症反应。
- 皮肤是最常受累的部位之一,皮肤型红斑狼疮(cutaneous lupus erythematosus,CLE)可分为:
  1. 急性CLE(ACLE):包括局限性、泛发性、大疱性LE和Rowell综合征。
  2. 亚急性CLE(SCLE):包括丘疹鳞屑型和环形红斑型。
  3. 慢性CLE:主要为盘状红斑狼疮,还包括其他少见类型,如肿胀性LE、狼疮性脂膜炎。

◎ 盘状红斑狼疮(discoid lupus erythematosus,DLE)

- **盘状红斑狼疮——早期皮损**(图10-1)
  1. 毛囊角栓:毛囊口角化过度。

2. 毛囊周围白晕：毛周水肿或纤维化。

3. 毛囊红点征：毛囊周围炎症，周围血管扩张和红细胞外渗。

4. 白色鳞屑：角化过度及角化不全。

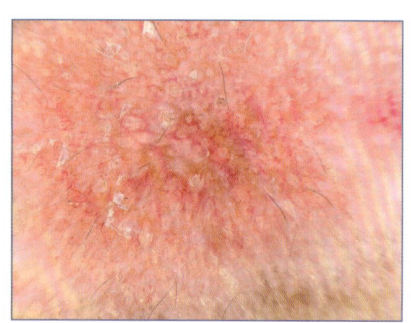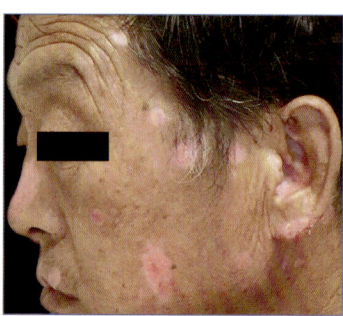

图 10-1　盘状红斑狼疮的临床和皮肤镜表现——早期皮损

- 盘状红斑狼疮——晚期皮损（图 10-2）

1. 白色无结构区域：真皮弥漫性纤维化。

2. 血管扩张：真皮血管扩张。

3. 色素沉着（蜂窝状色沉网或灰蓝色颗粒状色沉）——基底层色素增加或色素失禁。

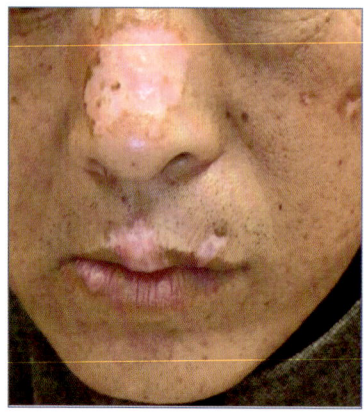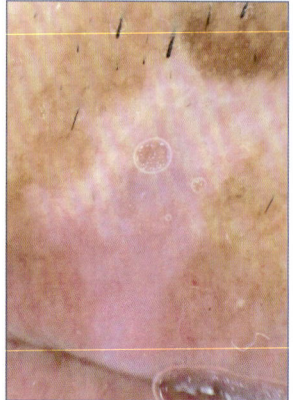

图 10-2　盘状红斑狼疮的临床和皮肤镜表现——晚期皮损

第10讲 结缔组织病的皮肤镜诊断详解

- **头皮盘状红斑狼疮**（图10-3、图10-4）
  1. 毛囊角栓，毛囊周围白晕，白色鳞屑（图10-4黄色箭头）。
  2. 血管扩张（图10-4红色箭头）。
  3. 毛囊红点征（图10-4蓝色箭头）。

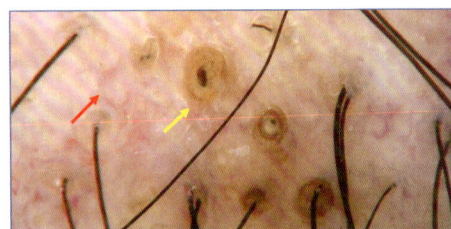

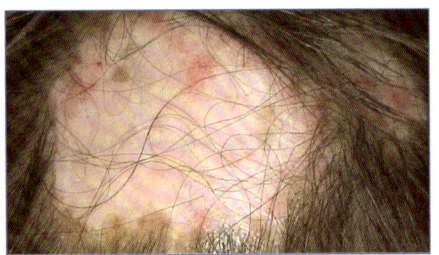

图10-3 头皮盘状红斑狼疮

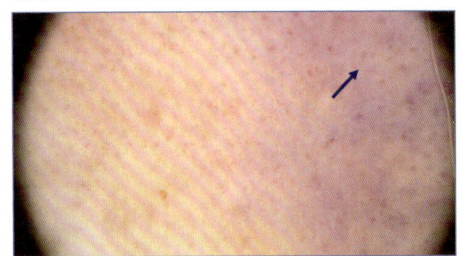

图10-4 头皮盘状红斑狼疮皮肤镜表现

硬斑病

- **硬斑病的概述**（图10-5）
  1. 硬斑病（局限性硬皮病）为特发性炎症性疾病，目前认为可能与遗传、患者免疫功能紊乱及血管功能异常等因素相关。
  2. 典型临床表现为水肿性红斑、皮损中央硬化及晚期萎缩。
  3. 分型：局限性（斑块状）、泛发性、带状、深部硬斑病及混合型。

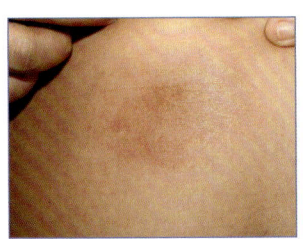 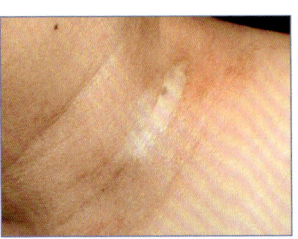 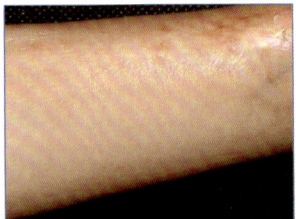

图10-5 硬斑病

- **硬斑病的皮肤镜表现**（图10-6）
  1. 最显著的皮肤镜表现为白色云状结构，对应组织病理学上的真皮深层纤维化，表现为胶原纤维束增粗、硬化，并逐渐取代附属器结构。
  2. 特点：淡白色无结构区，较晦暗，边界不甚清晰。

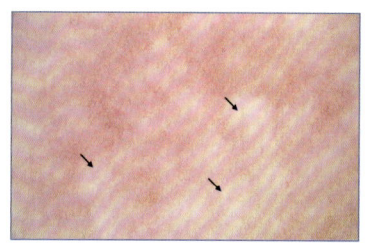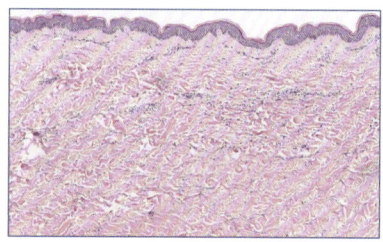

图10-6 硬斑病的皮肤镜表现。黑色箭头：淡白色无结构区，或称白色云状结构

- **硬斑病的活动期**（图10-7）
  1. 红色无结构区。
  2. 线状不规则血管。
  3. 线状分支状血管。
  4. 点状血管。

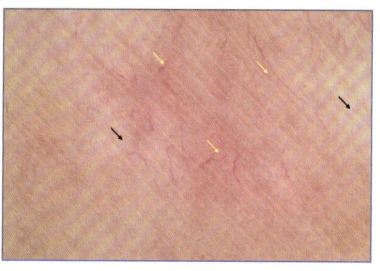

图10-7 硬斑病的活动期。黑色箭头：淡白色无结构区，或称白色云状结构；黄色箭头：线状及线状分支状血管

- **硬斑病的硬化期**（图10-8）
  1. 白色云状结构。
  2. 亮白色条纹。

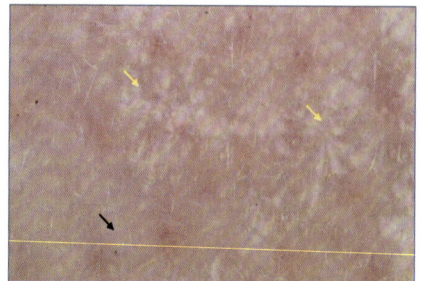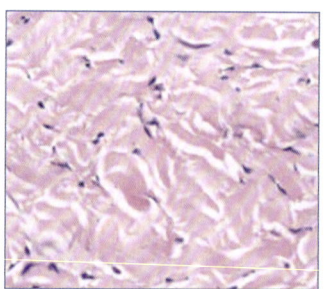

图10-8 硬斑病的硬化期。黑色箭头：淡白色无结构区，或称白色云状结构；黄色箭头：亮白色条纹

- **硬斑病的萎缩期**（图10-9）
  1. 模糊而粗大的血管结构。
  2. 黄色无结构区。

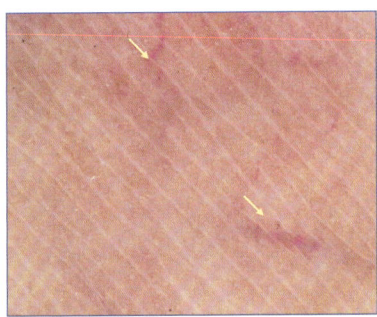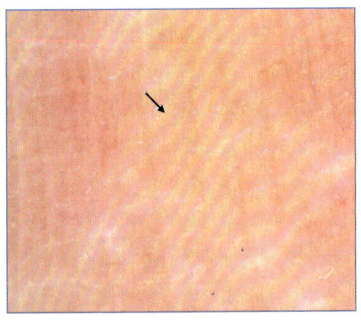

图10-9　硬斑病的萎缩期

- **硬斑病的其他特征**：色素结构、鳞屑及彩虹征（图10-10）。

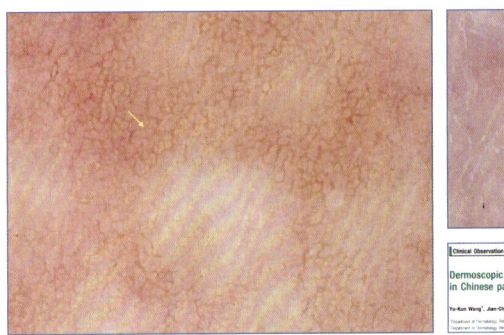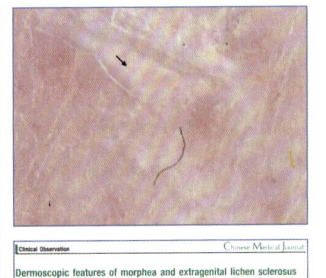

图10-10　硬斑病的其他特征

硬化性萎缩性苔藓

- **硬化性萎缩性苔藓的概述**（图10-11）

慢性炎症性疾病，病因不明，好发于生殖器部位。早期皮损表现为瓷白色或者粉红色丘疹或斑块，晚期出现瘢痕样萎缩。常伴有瘙痒、疼痛、烧灼感及功能性障碍。

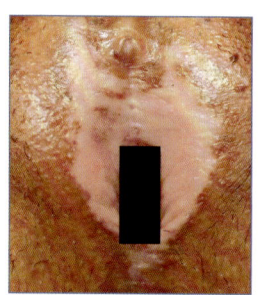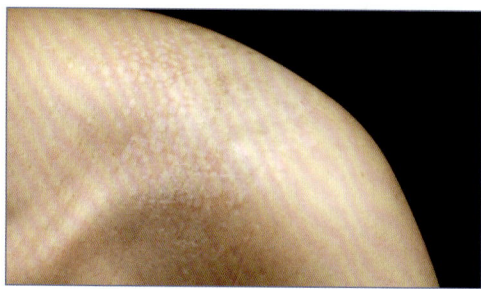

图 10-11 硬化性萎缩性苔藓的临床和皮肤镜表现

- 硬化性萎缩性苔藓的皮肤镜表现
（图 10-12）

1. 亮白色或黄白色无结构区。
2. 亮白色条纹。
3. 毛囊角栓。
4. 紫红色点。
5. 色素结构。
6. 糜烂。
7. 鳞屑及血管结构。

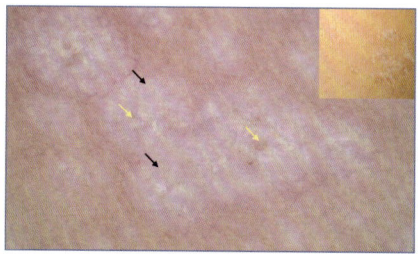
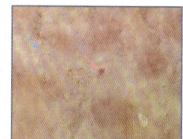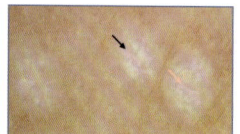

图 10-12 硬化性萎缩性苔藓的皮肤镜表现

- 外阴硬化性萎缩性苔藓的皮肤镜表现（图 10-13）

1. 白色无结构区。
2. 亮白色条纹。
3. 毛囊角栓。
4. 玫瑰花瓣征。
5. 褐色无结构区。
6. 粉红色无结构区。
7. 不规则分布的线状血管。
8. 紫红色点。

第10讲　结缔组织病的皮肤镜诊断详解

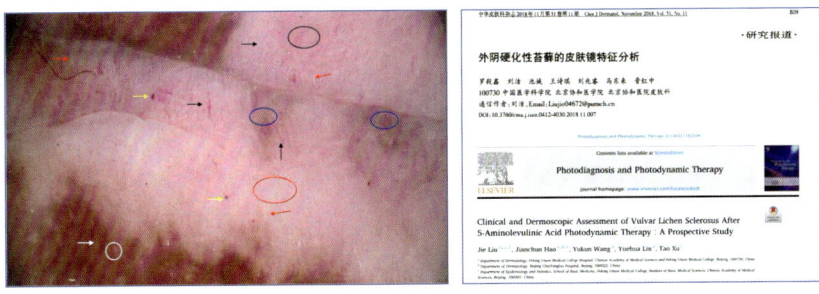

图 10-13　外阴硬化性萎缩性苔藓的皮肤镜表现

- **硬化性萎缩性苔藓皮肤镜特征与组织病理的对应关系**（图 10-14）
  1. 亮白色或黄白色无结构区对应于真皮浅层胶原纤维纯一化变性（图 10-14 红色圆圈）。
  2. 毛囊角栓即毛囊角栓（图 10-14 白色箭头）。
  3. 蓝灰色胡椒粉样点对应于色素失禁（图 10-14 黄色圆圈）。
  4. 线状血管（图 10-14 黑色箭头）。
  5. 亮白色条纹（图 10-14 红色箭头）。

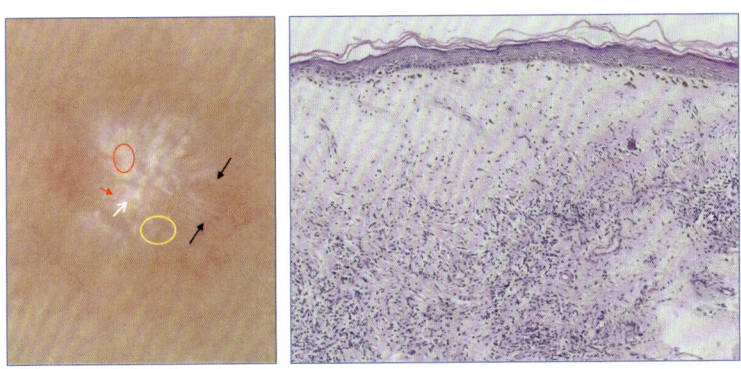

图 10-14　硬化性萎缩性苔藓皮肤镜特征与组织病理的对应关系

◎ 系统性硬化病（systemic sclerosis，SSc）

- **系统性硬化病的概述**（图 10-15）
  1. 正常甲襞毛细血管表现为均一性、发夹形血管排列成"齿梳"形式，每毫米 9~14 个毛细血管袢（图 10-15）。
  2. 微血管损伤，而后出现皮肤、内脏器官硬化为特征的慢性自身免疫性疾病。
  3. 皮肤镜主要应用于评估近端甲襞改变。

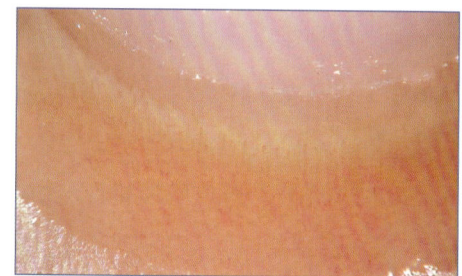

图 10-15　正常甲襞毛细血管镜表现

- **系统性硬化病的早期模式**

  （图 10-16）
  1. 单个或少数毛细血管袢扩张。
  2. 巨大毛细血管、微出血。
  3. 血管数目无减少。
  4. 无血管排列紊乱。

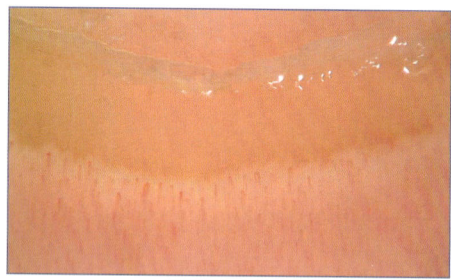

图 10-16　系统性硬化病的早期模式的甲襞毛细血管镜表现

- **系统性硬化病的活动期模式**

  （图 10-17）
  1. 多发的毛细血管扩张、巨大毛细血管袢。
  2. 多发的微出血。
  3. 轻中度的毛细血管数目减少、排列紊乱。
  4. 无明显的新生血管。

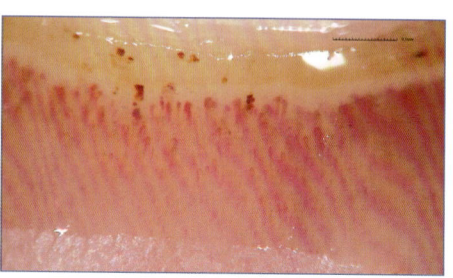

图 10-17　系统性硬化病的活动期模式的甲襞毛细血管镜表现

- **系统性硬化病的晚期模式**（图 10-18）
  1. 甲襞毛细血管明显地减少。
  2. 罕见巨大毛细血管袢或微出血。
  3. 排列紊乱。
  4. 新生血管。

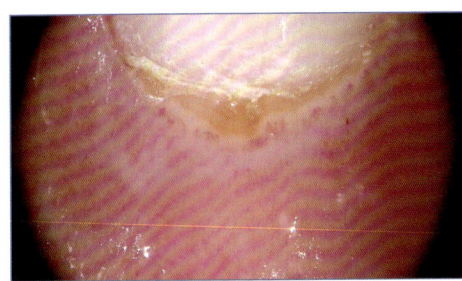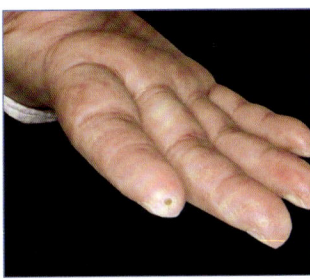

图 10-18 系统性硬化病晚期模式的临床表现（右图）和甲襞毛细血管镜表现（左图）

皮肌炎

- **皮肌炎的概述**

一种特发性炎症性肌病。伴有特征性皮肤损害：疾病特异性表现（向阳疹、Gottron 丘疹和 Gottron 征）；特征性表现（披肩征 / V 字征、甲襞改变、光敏性皮肤异色症和头皮鳞屑性皮肤病）。

- **Heliotrope 征（向阳疹）**（图 10-19）
  1. 双眼睑水肿性紫红斑。
  2. 皮肤镜下可见扩张的粗大的网状血管（×20）。

- **Gottron 丘疹的皮肤镜表现**（图 10-20）
  1. 早期或活动期皮损；粉红色背景；点状或不规则线状血管；中央鳞屑或结痂。

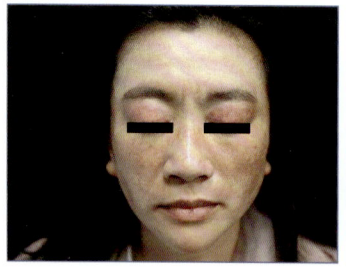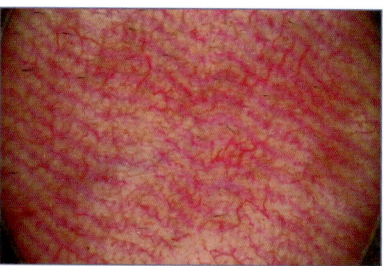

图 10-19 Heliotrope 征（向阳疹）的临床和皮肤镜表现

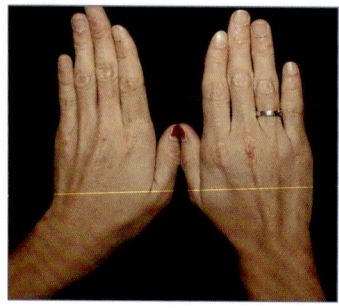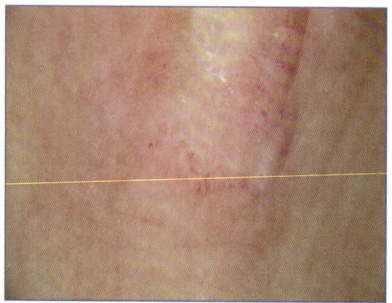

图 10-20 Gottron 丘疹。临床表现（左图）：双手指关节、掌指关节背侧粉红色丘疹；皮肤镜下（右图）可见粉红色背景，少量线状不规则血管，中央可见白色区域（×20）

2. 进展期皮损：粉红色晕；围绕中央白色区域。

- **披肩征 /V 字征的皮肤镜表现**（图 10-21）
聚焦的网状或不规则线状血管。

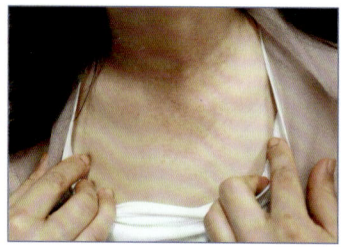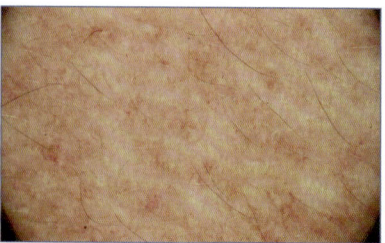

图 10-21 披肩征 /V 字征。临床表现（左图）：前胸曝光部位色素沉着斑，可见毛细血管扩张；皮肤镜下（右图）可见扩张的不规则线状血管及棕黄色色素沉着

- **头皮鳞屑性皮肤病的皮肤镜表现**

（图 10-22）

1. 扭曲扩张性毛细血管。
2. 紫红斑区域。
3. 鳞屑。

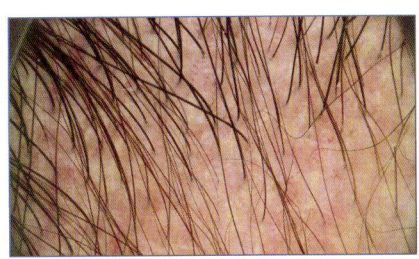

图 10-22　头皮鳞屑性皮肤病的皮肤镜表现

- **甲襞毛细血管改变的皮肤镜表现**

（图 10-23）

1. 粉红色背景。
2. 血管扩张。
3. 出血点。
4. 甲小皮角化过度。

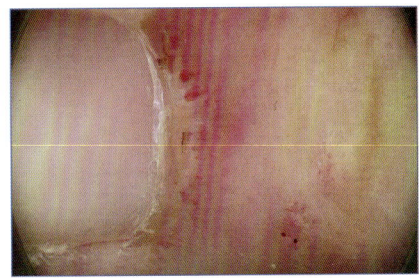

图 10-23　甲襞毛细血管改变

小结

- 结缔组织病的皮损表现多样，不同皮损及不同病期皮肤镜下表现有所差异。
- 主要关注：血管、鳞屑、毛囊改变、其他结构及特异线索。
- 可以提供诊断、鉴别诊断及疗效评估的线索。

第11讲 光线性角化病的皮肤镜诊断详解

扫码观看视频

光线性角化病的概述（图 11-1）

光线性角化病（actinic keratosis，AK）又称日光性角化病（solar keratosis），是长期暴露于紫外线辐射引起的一种皮肤癌前期病变，多见于老年人、浅肤色人群和慢性日光暴露者的面、耳、前臂、手背等光暴露部位。AK临床表现为散在的皮色或淡红色丘疹、斑块或小结节，表面可有轻微黏着性鳞屑，剥除鳞屑后，基底部有少量渗出或出血。组织病理学特征为表皮角质形成细胞不典型增生，根据组织病理学可分为Ⅰ～Ⅲ级，各级 AK 的皮肤镜特征各有不同。

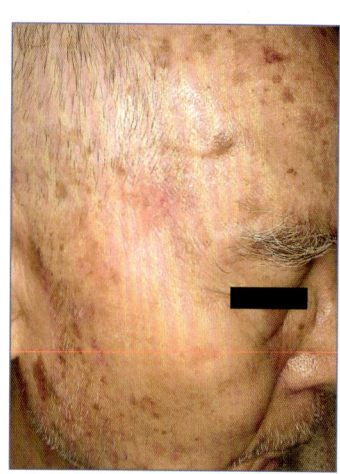

图 11-1　光线性角化病

AK 的皮肤镜表现

- Ⅰ级 AK（图 11-2）
  1. 呈红色假网状模式，红色背景上可见无色素的毛囊开口。
  2. 毛囊周围可见点状及线状血管呈网状分布。

84

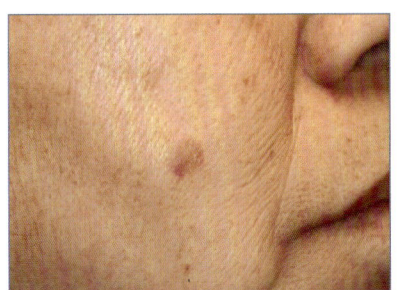
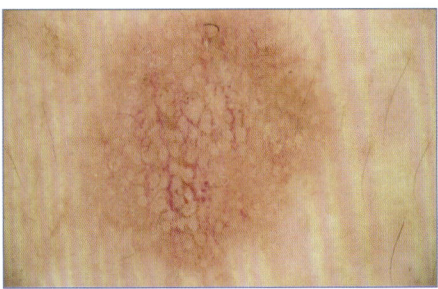

图 11-2　Ⅰ级 AK 的临床和皮肤镜表现

- **Ⅱ级 AK**（图 11-3）
  1. 呈草莓状模式。
  2. 红色背景上可见黄白色、角化、扩张的毛囊开口。
  3. 毛囊口周围白晕。
  4. 可见点状及不规则线状血管。

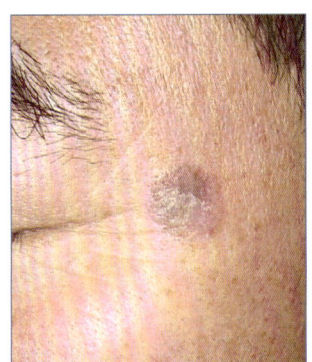
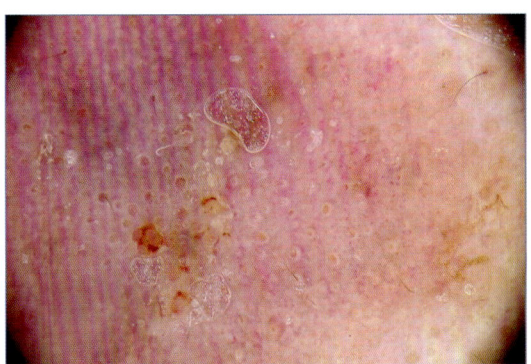

图 11-3　Ⅱ级 AK 的临床和皮肤镜表现

- **Ⅲ级 AK**（图 11-4）
  1. 呈黄白色无结构区。
  2. 扩大的毛囊开口内充满角栓。
  3. 表面覆有黄白色鳞屑。

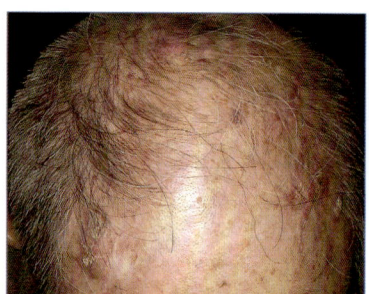
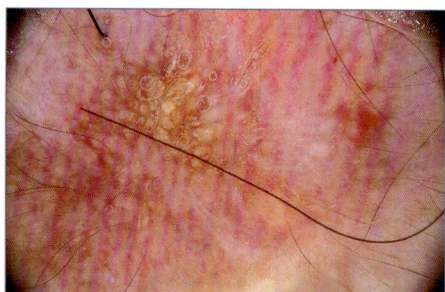

图11-4　Ⅲ级AK的临床和皮肤镜表现

- Ⅲ级AK（图11-5）

皮肤镜下还可见黄白色鳞屑（偏振光非浸润式×20）

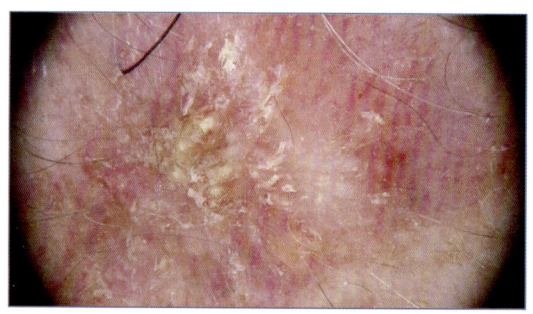

图11-5　非浸润式皮肤镜下的AK

AK皮肤镜表现与组织病理的关系（图11-6）

- Ⅰ级：表皮下1/3的角质形成细胞有异型性，真皮浅层血管扩张，毛囊角栓尚未形成，对应皮肤镜下红色假网状模式。
- Ⅱ级：表皮下2/3的角质形成细胞具有异型性，真皮浅层单一核细胞浸润，毛囊角栓明显，对应皮肤镜下草莓状模式。
- Ⅲ级：全层角质形成细胞具有异型性，乳头瘤样增生，附属器亦受累，毛囊口弥漫角化及融合，对应皮肤镜下黄白色无结构区。

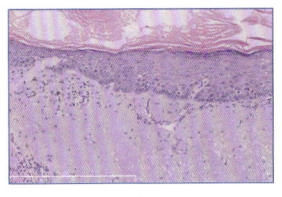 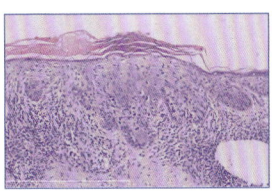 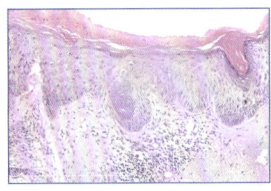

| Ⅰ级　　　　　　　　Ⅱ级　　　　　　　　Ⅲ级

图 11-6　AK 皮肤镜表现与组织病理的关系

皮肤镜作为 AK 实时无创诊断技术的验证研究

- **研究设计**：前瞻性研究。
- **方法**：对 178 例临床诊断为 AK 的患者，独立进行皮肤镜评估和组织病理学评估，并比较二者的结果。
- **皮肤镜评估方法**：在以下 4 个皮肤镜特征中，如存在 ≥ 2 个特征，则诊断阳性：
  ① 毛囊开口及角栓；② 红色假网状模式；③ 黄白色鳞屑；④ 毛囊周围线状、不规则线状血管。
- **皮肤镜阴性诊断基于**：缺少 ≥ 3 个上述特征；或存在提示为其他疾病的特征，尤其是以下几种血管模式：肾小球状血管［鳞状细胞癌（SCC）］、花冠状血管（皮脂腺增生）、树枝状血管［基底细胞癌（BCC）］。

研究引自：Huerta-Brogeras M，Olmos O，Borbujo J，et al. Validation of dermoscopy as a real-time noninvasive diagnostic imaging technique for actinic keratosis. Arch Dermato，2012，148（10）：1159-1164.

皮肤镜诊断 AK 的敏感性为 98.7%，特异性 95%

- **研究结果**：178 例患者的皮肤镜诊断和病理学诊断结果如图 11-7 所示。
- 以组织病理学为金标准，皮肤镜诊断 AK 的敏感性为 98.7%，特异性 95%；假阳性结果为 5.0%，假阴性结果为 1.3%，其阳性预测值为 99.4%，阴性预测值为 90.5%。

Table 1. Comparison of Dermoscopic and Histopathological Diagnoses of Actinic Keratosis (AK) Among 178 Lesions[a]

Dermoscopic Diagnosis	Histopathological Diagnosis Yes	Histopathological Diagnosis No	Total No. (%)
Yes	156	1	**157** (88.2)
No	2	19	**21** (11.8)
Total	**158**	**20**	**178** (100.0)

图 11-7　178 例患者的皮肤镜诊断和病理学诊断结果

（研究引自：*Huerta-Brogeras M, Olmos O, Borbujo J, et al. Validation of dermoscopy as a real-time noninvasive diagnostic imaging technique for actinic keratosis. Arch Dermato, 2012, 148（10）: 1159-1164.*）

红色假网状模式结合毛囊口扩张结构用于诊断 AK

- 4 种皮肤镜下 AK 特征的敏感性、特异性、κ 指数、阳性预测值、阴性预测值如图 11-8。
- 采用统计学方法寻找能更好地预测 AK 的皮肤镜特征组合。结果显示，联合红色假网状模式结合毛囊口扩张结构诊断 AK，具有 95.6% 的敏感性和 95.0% 特异性。

Table 2. Sensitivity, Specificity, κ Index, and Positive and Negative Likelihood Ratios Among 4 Dermoscopic Signs of Actinic Keratosis

Dermoscopic Sign	No./Total No. (%) [95% CI] Sensitivity	No./Total No. (%) [95% CI] Specificity	κ Index	Positive Likelihood Ratio	Negative Likelihood Ratio
Erythematous pseudonetwork	116/158 (73.4) [66.2-80.6]	20/20 (100.0) [97.5-100.0]	0.383	Infinity	0.27
Surface scale	148/158 (93.7) [89.6-97.8]	7/20 (35.0) [11.6-58.4]	0.307	1.44	0.18
Linear-wavy vessels	104/158 (65.8) [58.1-73.5]	19/20 (95.0) [83.0-100.0]	0.282	13.16	0.36
Follicular openings	136/158 (86.1) [80.4-91.8]	19/20 (95.0) [83.0-100.0]	0.556	17.22	0.15

图 11-8　4 种皮肤镜下 AK 特征的敏感性、特异性、κ 指数、阳性预测值、阴性预测值

（研究引自：*Huerta-Brogeras M, Olmos O, Borbujo J, et al. Validation of dermoscopy as a real-time noninvasive diagnostic imaging technique for actinic keratosis. Arch Dermatol. 2012; 148（10）: 1159-1164.*）

玫瑰花瓣征（rosettes）（图 11-9）

- 毛囊口内 4 个白点。
- 类似四叶草结构。
- 仅见于偏振光模式。
- 常见于 AK、表浅 SCC 和日光损伤皮肤。

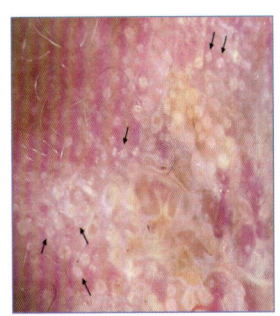

图 11-9　玫瑰花瓣征

鉴别诊断

- **AK 与盘状红斑狼疮（DLE）的皮肤镜鉴别诊断**

急性期 DLE：毛囊角栓、毛囊周围白晕、白色鳞屑、毛囊红点征。慢性期 DLE：以毛细血管扩张、皮损周围色素条纹和白色无结构区更常见（图 11-10）。

由于 AK 和 DLE 皮肤镜下均有毛囊角栓，有时鉴别困难。

AK 皮肤镜下表现：红色背景，白色角化的靶样毛囊开口（图 11-11）。

DLE 皮肤镜下表现：白色至粉红色背景，红色毛囊开口，伴周围白晕，亦称为白色草莓征（图 11-12）。

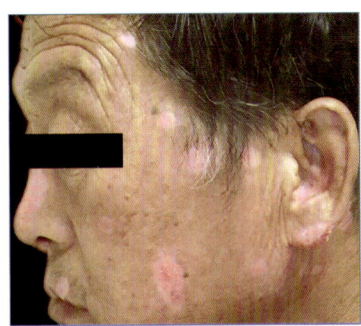 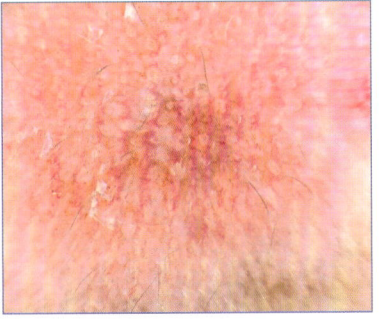

图 11-10　盘状红斑狼疮的临床和皮肤镜表现

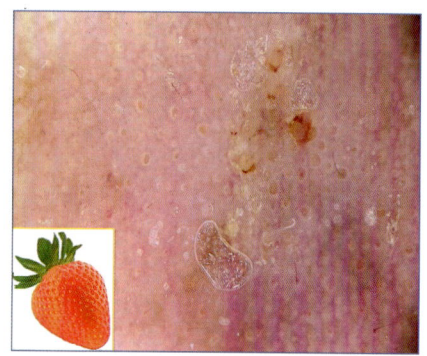 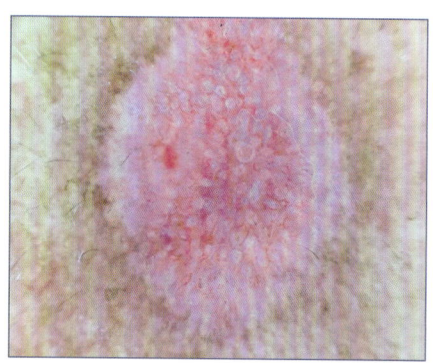

图 11-11　AK：草莓征　　　　　　图 11-12　DLE：白色草莓征

- **色素性 AK 皮肤镜表现**：除以上 AK 的皮肤镜下特征外，还可见沿毛囊周围分布的灰褐色颗粒，呈假网状结构（图 11-13）。

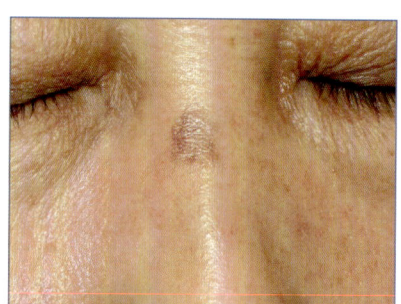 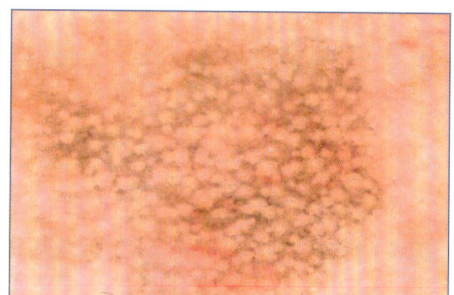

图 11-13　色素性 AK 的临床和皮肤镜表现

- **色素性 AK 与恶性雀斑样痣鉴别**（表 11-1、图 11-14、图 11-15）

1. 色素性 AK 和早期恶性雀斑样痣均有菱形结构、环状 - 颗粒状模式及灰褐色颗粒。
2. 色素性 AK 的灰褐色颗粒规则分布在毛囊周围，而恶性雀斑样痣呈弥散分布，早期恶性雀斑样痣有毛囊口中央黑色小点，而色素性 AK 缺如。
3. 色素性 AK 可见解体（broken up）的假网状结构，此特征不常见于恶性雀斑样痣或脂溢性角化病。

4. 色素性 AK 可见草莓状模式与灰褐色假网状结构同时存在，而恶性雀斑样痣的草莓状模式被假网状结构覆盖，可见均质无结构污斑和多种血管模式。
5. AK 常有鳞屑，而恶性雀斑样痣常无。

表 11-1　色素性 AK 与恶性雀斑样痣鉴别

	色素性 AK	恶性雀斑样痣
菱形结构	+	+
环状 - 颗粒状模式	+	+
灰褐色颗粒	规则地分布在毛囊周围	弥散分布
毛囊口中央黑色小点	−	+
解体的假网状结构	+	−
草莓状模式	同时存在	被假网状结构覆盖
鳞屑	+	−
触诊	粗糙	光滑

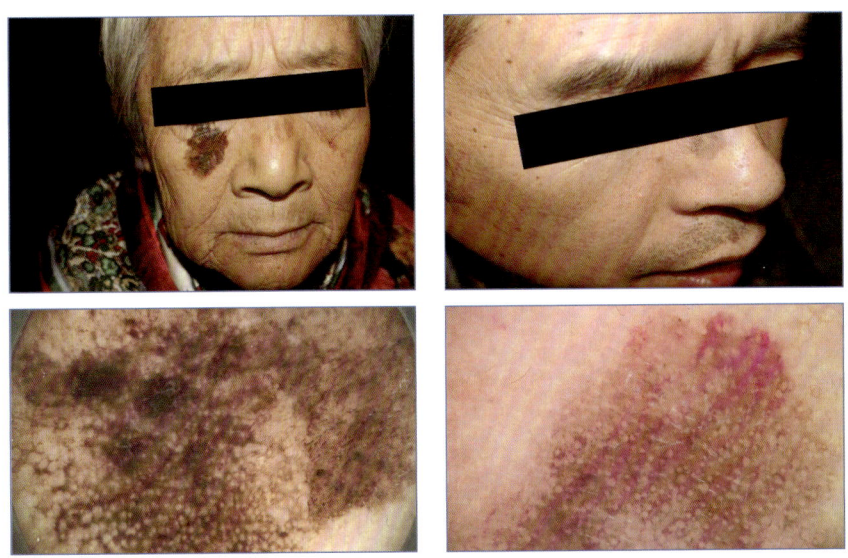

图 11-14　恶性雀斑样痣的临床和皮肤镜表现　　图 11-15　色素性 AK 的临床和皮肤镜表现

病例展示

◎ **病例展示1：头部大面积AK**（图11-16、图11-17）
- 男性，75岁
- 艾拉光动力（ALA-PDT）1次治疗

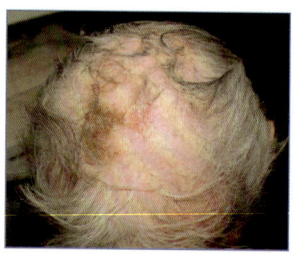 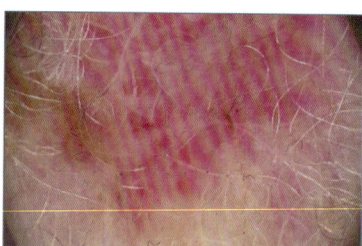

图11-16　病例1，治疗前

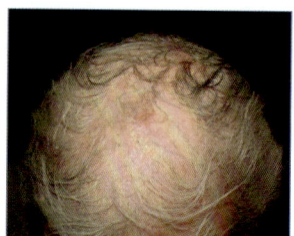 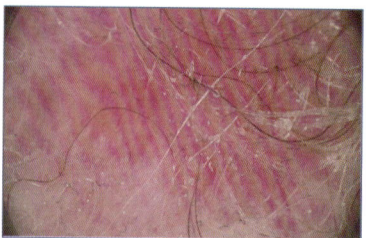

图11-17　病例1，治疗后

◎ **病例展示2：鼻部AK**（图11-18、图11-19）
- 女性，66岁
- ALA-PDT 2次治疗

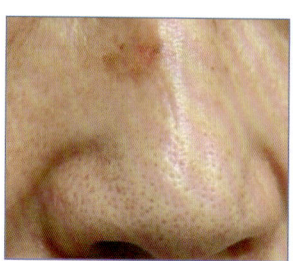 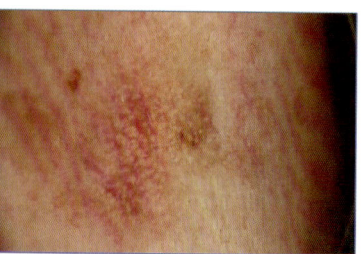

图11-18　病例2，治疗前

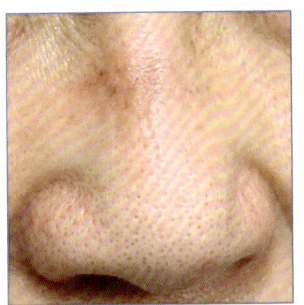
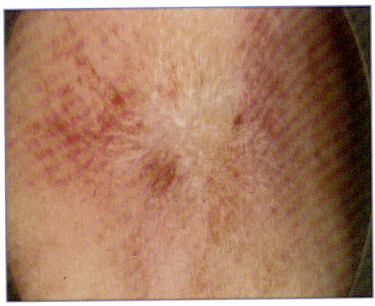

图 11-19　病例 2，治疗后

◎ 病例展示 3：眉部多发 AK（图 11-20、图 11-21）

- 女性，61 岁
- ALA-PDT 1 次治疗

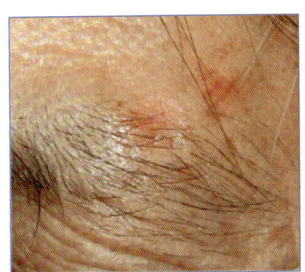
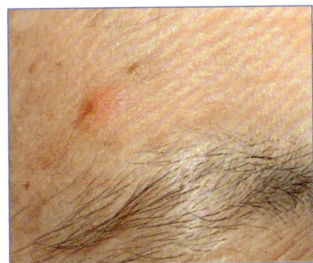
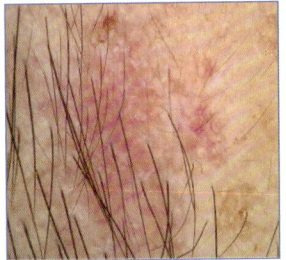

图 11-20　病例 3，治疗前

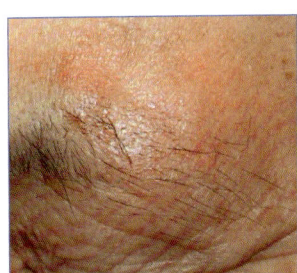
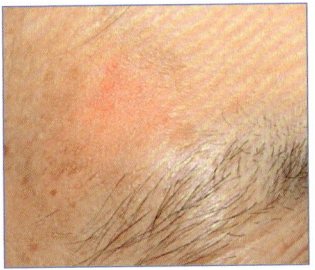
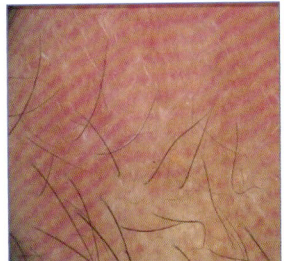

图 11-21　病例 3，治疗后

◎ **病例展示 4：面部 AK**（图 11-22、图 11-23）
- 男性，80 岁
- ALA-PDT 3 次治疗

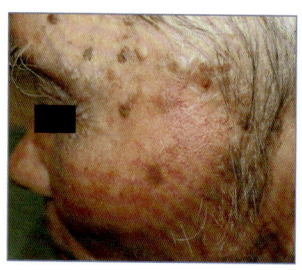 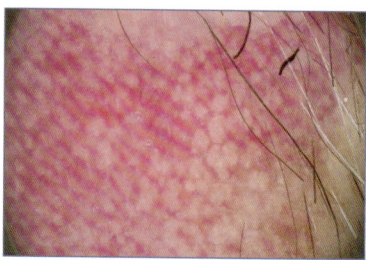

图 11-22　病例 4 治疗前

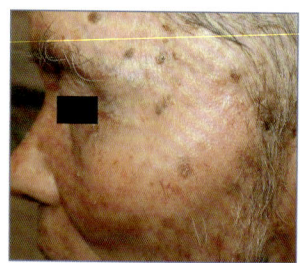 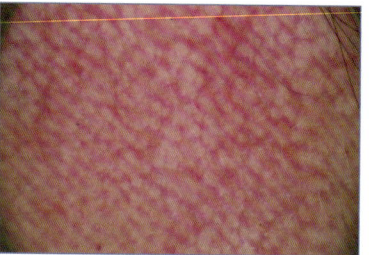

图 11-23　病例 4 治疗后

◎ **病例展示 5：面部 AK**（图 11-24、图 11-25）
- 女性，78 岁
- ALA-PDT 2 次治疗

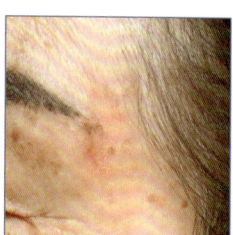 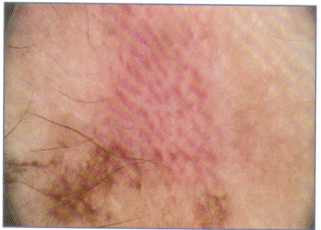 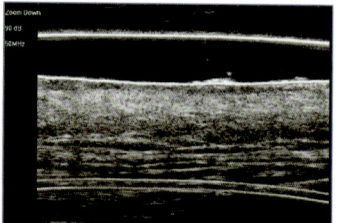

图 11-24　病例 5 治疗前

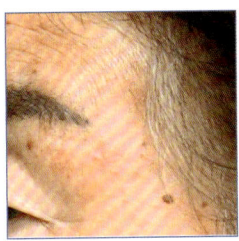 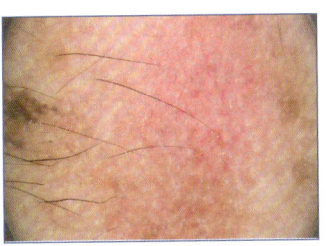 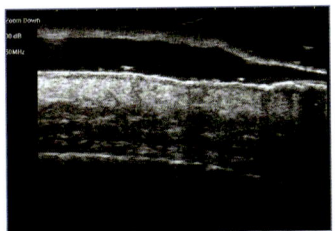

图 11-25　病例 5 治疗后

小结

- 皮肤镜下红色假网状模式、草莓状模式、毛囊角栓等特征可辅助诊断 AK。
- 皮肤镜诊断 AK 具有良好的敏感性和特异性。
- AK 的皮肤镜分级与 AK 组织病理学分级显著相关。
- AK 治疗后疾病相关的皮肤镜特征，尤其是鳞屑、毛囊角栓及周围白晕、红色假网状模式的阳性率显著降低，皮肤镜可用于 AK 疗效观察及随访。

第12讲 鲍恩病及鳞状细胞癌的皮肤镜诊断详解

扫码观看视频

鲍恩病的概述

鲍恩病（Bowen disease，BD）是原位鳞状细胞癌，它的典型表现为生长缓慢，边界清楚的红棕色鳞屑性斑片或斑块，可发生于身体任何部位，且好发于头面部、四肢。

鲍恩病的皮肤镜表现

- **鲍恩病的皮肤镜表现**（图12-1）
  1. 盘绕状血管，亦称肾小球状血管，即呈肾小球样紧密盘绕的血管，放大倍数较小时，仅显示为点状血管。

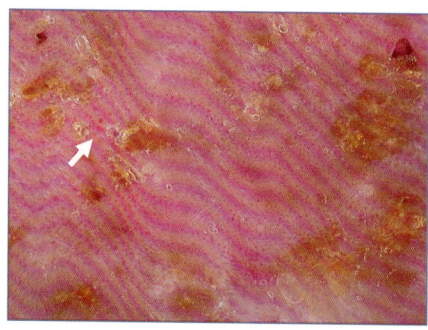 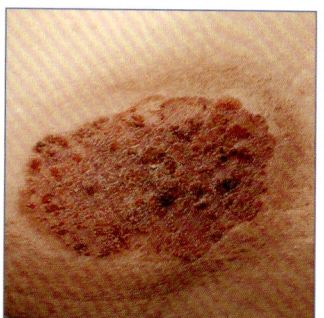

图12-1　鲍恩病的临床和皮肤镜表现

2. 簇集分布的血管模式。
3. 表面黄白色鳞屑。
4. 红色背景。

前三项同时存在，诊断鲍恩病的可能性达 98%。

- **鲍恩病的皮肤镜与组织病理特征关系**（图 12-2）
  1. 皮肤镜下褐色或青灰色点状、小球状结构对应真皮浅层簇状或弥散分布的噬色素细胞。
  2. 皮肤镜下无结构的均一性色素沉着，对应于基底细胞色素增加，显著的棘层增厚使表皮突消失，导致表皮黑色素形成的正常网状结构消失。

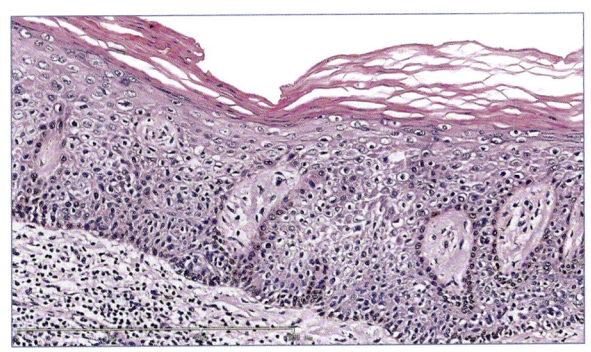

图 12-2　鲍恩病的皮肤镜与组织病理特征关系

- **色素性鲍恩病的皮肤镜表现**（图 12-3）
  1. 褐色或灰色点状、小球状结构，在皮损周围呈放射状分布时有重要意义。
  2. 无结构的均一性灰褐色素沉着区。
  3. 粉色或肤色偏离中心的无结构区。
  4. 盘绕状血管随机、簇集或放射状分布。

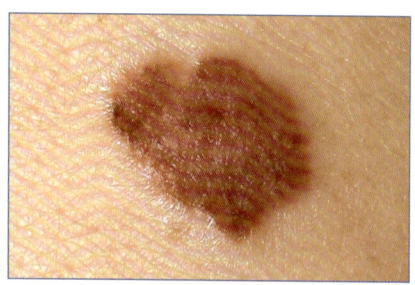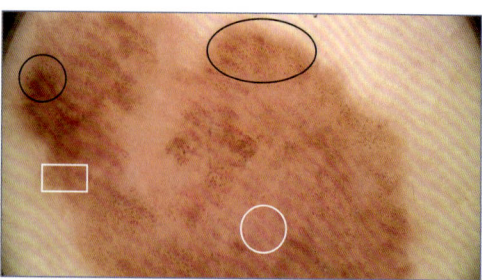

图 12-3　色素性鲍恩病的临床和皮肤镜表现

- **色素性鲍恩病与恶性黑素瘤的皮肤镜鉴别要点**（表 12-1）

表 12-1　色素性鲍恩病与恶性黑素瘤的皮肤镜鉴别要点

皮肤镜特征	色素性鲍恩病	恶性黑素瘤
褐色或青灰色点状、球状结构	在皮损周围呈放射状排列	排列常不规律
血管结构	簇集分布的盘绕状血管	不规则点状、发卡状或多形性血管模式

角化棘皮瘤的概述

- **角化棘皮瘤**（keratoacanthoma，KA）：KA 与分化良好的鳞状细胞癌临床及病理表现类似，常表现为发病初期快速进展，数月内可自行消退（图 12-4）。

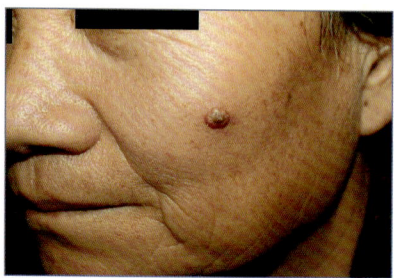

图 12-4　角化棘皮瘤

- **角化棘皮瘤的皮肤镜表现**（图 12-5）

  1. 中央黄白色无结构角质物。
  2. 角化鳞屑。
  3. 周围袢状、不规则线状、盘绕状血管，血管粗大，较少分支，血管周围可见白晕。
  4. 珍珠样结构及白晕：黄色不透明中心及周围白晕。
  5. 血痂。

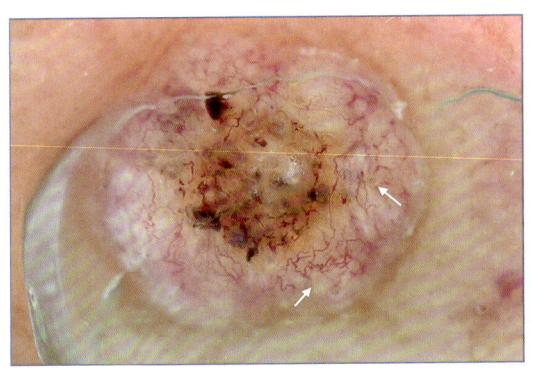

图 12-5　角化棘皮瘤的皮肤镜表现

鳞状细胞癌的概述

鳞状细胞癌（squamous cell carcinoma，SCC）即侵袭性鳞状细胞癌，多在原有皮损基础上，出现外生性生长的结节、斑块或肿物，需要结合组织病理确诊。

◎ **鳞状细胞癌的皮肤镜表现**

- **高分化 SCC 皮肤镜下表现**（图 12-6）

  1. 皮肤镜表现类似 KA。

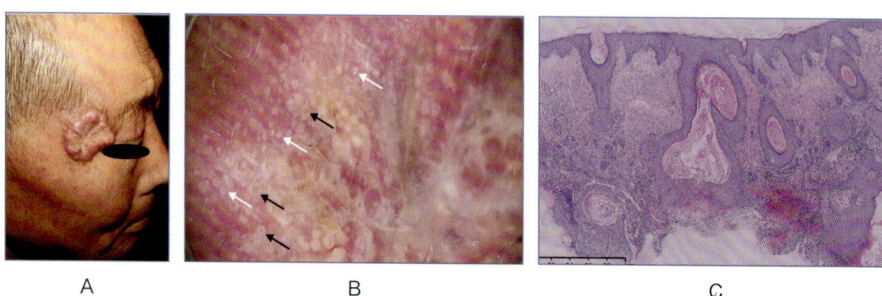

图12-6 图示为高分化SCC（A）临床（右侧颞部粉色皮肤肿物）、（B）皮肤镜（红色背景上大量玫瑰花瓣征、珍珠样结构及周围不规则分布的袢状、不规则线状、盘绕状血管）及（C）组织病理表现。B图中白色箭头：玫瑰花瓣征；黑色箭头：珍珠样结构

2. 中央黄白色角质物。
3. 周围袢状、不规则线状、盘绕状血管，不规则分布。
4. 珍珠样结构。
5. 若由AK发展而来，可见AK的皮肤镜下表现。

● **中分化SCC皮肤镜下表现**（图12-7）

1. 外周袢状血管和弥漫黄色至浅棕色无结构区域更常见。
2. 常伴有较大溃疡。
3. 仍可见珍珠样结构。

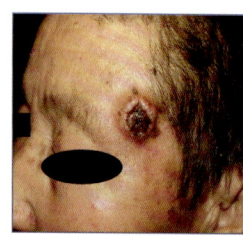
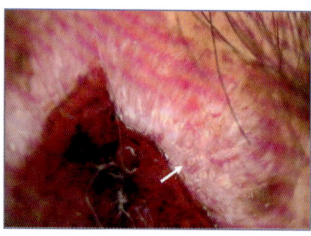
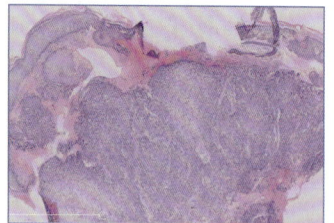

图12-7 图示为中分化SCC（A）临床（左侧颞部红色肿物，中央破溃结痂）、（B）皮肤镜（中央溃疡及结痂，周围红色无结构区、亮白色条纹、珍珠样结构及不规则线状血管）及（C）组织病理表现。B图中白色箭头：珍珠样结构

- **低分化 SCC 皮肤镜下表现**（图 12-8）

1. 常缺乏角化结构。
2. 表现为红色背景上大量细小线状血管、袢状血管和盘绕状血管的多形性血管模式（＞50% 皮损面积）。
3. 偶尔可见外周白色无结构区域，是重要的诊断线索。

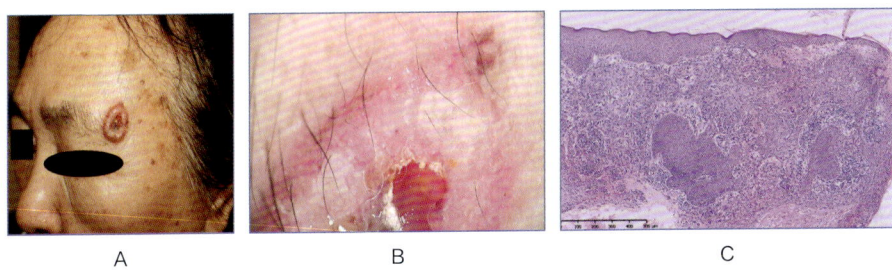

图 12-8　图示为低分化 SCC（A）临床（左侧颞部红色肿物，中央破溃结痂）、(B) 皮肤镜（粉色至红色背景上大量细小的多形性血管，可见结痂，缺少明显的角化结构）及（C）组织病理表现

- **色素性 SCC 皮肤镜表现**（图 12-9）

1. 弥漫均质性蓝色色素沉着。
2. 不规则分布的蓝灰色颗粒。
3. 由于色素沉着，皮肤镜下常无法观察到血管结构。

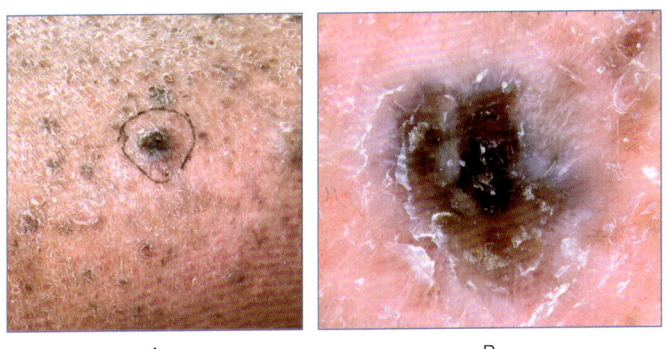

图 12-9　色素性 SCC。A. 临床表现；B. 皮肤镜表现

- **唇部 SCC（常发生于下唇）皮肤镜下表现**（图 12-10）

    1. 鳞屑、溃疡。

    2. 散在分布的细小多形性血管。

    3. 红色或黄白色结构。

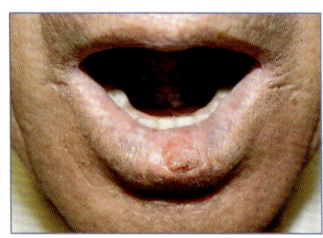 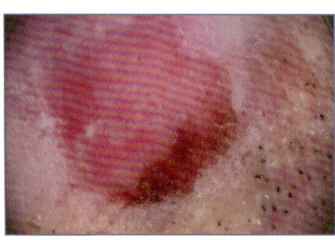

A　　　　　　　　　　　B

图 12-10　唇部 SCC（常发生于下唇）。A. 临床表现；B. 皮肤镜表现

- **甲 SCC 皮肤镜下表现**（图 12-11）

    1. 表现为纵行甲黑线或甲红线。

    2. 不规则血管。

    3. 片状出血。

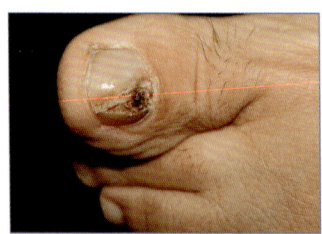 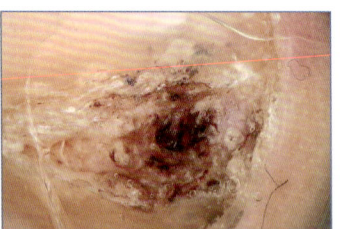

A　　　　　　　　　　　B

图 12-11　甲 SCC。A. 临床表现；B. 皮肤镜表现

第13讲 血管瘤及佩吉特病的皮肤镜诊断详解

扫码观看视频

血管瘤与血管畸形的概述（图13-1）

- **血管瘤**（vascular tumor）是血管内皮细胞异常增殖及新生血管形成的疾病，包括樱桃样血管瘤、血管角化瘤、化脓性肉芽肿、婴儿血管瘤、先天性血管瘤、Kaposi 肉瘤等。

- **血管畸形**（vascular malformation）是血管发育和分化过程中出现的形态和结构异常，包括鲜红斑痣等。

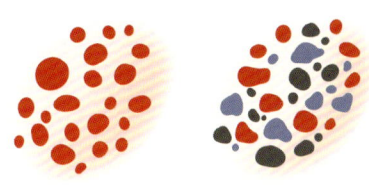

血管瘤　　　　血管角化瘤

图 13-1　血管瘤及血管角化瘤的血管示意图

樱桃样血管瘤（cherry angioma）

- **樱桃样血管瘤的概述**（图 13-2）
  1. 最常见的后天性皮肤血管增生性疾病。

103

2. 好发于中老年人。
3. 病变表现为边界清晰，圆形、椭圆形或多角形红色丘疹。
4. 最常出现在躯干，压之常可褪色，但部分病变有更多的纤维成分，压之不能完全褪色。

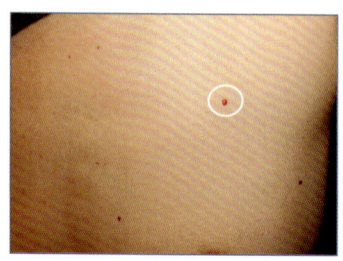

图 13-2　樱桃样血管瘤

- **樱桃样血管瘤的皮肤镜表现**（图 13-3）
    1. 红色、紫色、红褐色腔隙。
    2. 孤立扩张的血管。
    3. 白色纤维分隔。
    4. 局部血栓呈蓝黑色。

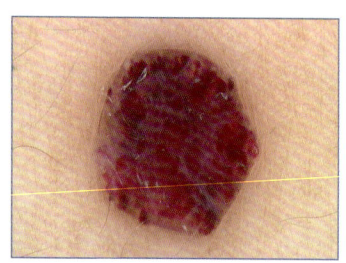

图 13-3　樱桃样血管瘤的皮肤镜表现

血管角化瘤（angiokeratoma）

- **血管角化瘤的概述**（图 13-4）
    1. 良性病变。
    2. 好发于青年及中年人下肢。
    3. 早期临床表现为光滑，柔软，深红，直径 2~10 mm 丘疹。
    4. 后逐渐变大、变硬，呈暗红色、蓝紫色或黑色圆形坚硬丘疹，创伤后可继发出血。
    5. 病变由扩张的浅表血管组成，上覆表皮角化过度。

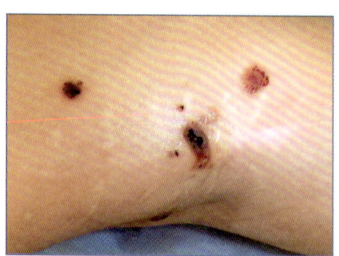

图 13-4　血管角化瘤

- **血管角化瘤的皮肤镜表现**（图 13-5）
    1. 暗色腔隙：圆形或卵圆形，大小不一，深蓝、深紫或黑色区域。

2. 红色腔隙。
3. 皮损中央蓝白幕。
4. 皮损周围红晕。
5. 血痂。
6. 彩虹模式。

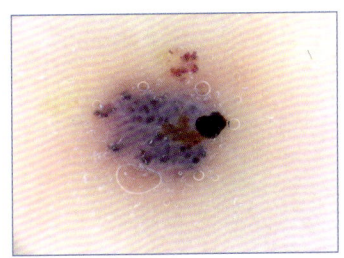

图 13-5　血管角化瘤的皮肤镜表现

化脓性肉芽肿（pyogenic granuloma，PG）

- **化脓性肉芽肿的概述**（图 13-6）

  1. 一种皮肤或黏膜的良性血管肿瘤。
  2. 可发生于任何年龄。
  3. 好发于儿童及青年人。
  4. 常见部位为手、面和口唇。
  5. 临床表现为迅速长大的红色丘疹或息肉，表面光泽，很少自发性缓解，并且经常反复、易出血。
  6. 需要与无色素性恶性黑素瘤鉴别。

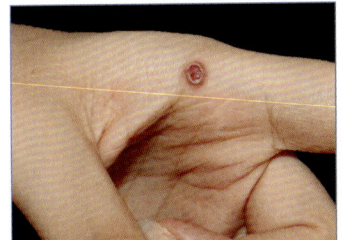

图 13-6　化脓性肉芽肿

- **化脓性肉芽肿的皮肤镜表现**（图 13-7）

  1. 红色均质区域。
  2. 白色领圈样结构。
  3. 白色条带。
  4. 各种血管模式。
  5. 溃疡。

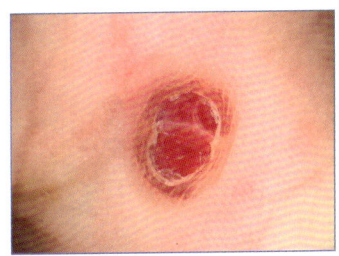

图 13-7　化脓性肉芽肿的皮肤镜表现

鲜红斑痣（port-wine stain，PWS）

- **鲜红斑痣的概述**（图 13-8）
    1. 又称葡萄酒色斑，是常见的先天性毛细血管畸形。
    2. 好发于颜面、颈部，也可发生于其他任何部位。
    3. 皮损为淡红色或暗红色斑疹或斑片，形状不规则，压之部分或完全退色。
    4. 随年龄增长而颜色变深，亦可高出皮面，发生结节状皮损。
    5. 组织病理：真皮中上部毛细血管扩张，血管内皮细胞无增生。
    6. 可用光动力治疗或脉冲染料激光治疗。

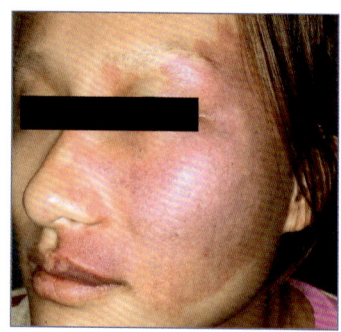

图 13-8　鲜红斑痣

- **鲜红斑痣的皮肤镜表现**（图 13-9）
    1. 浅层皮损：弥漫分布的点状或球状血管，激光治疗效果较好（图 13-9 箭头）。
    2. 深层皮损：线状或弯曲线状血管，灰白幕（图 13-9 圆圈），中心棕色点状区域外周白晕。

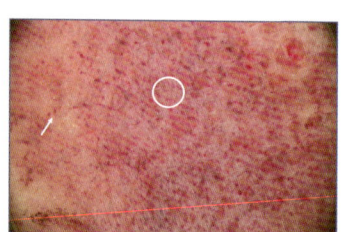

图 13-9　鲜红斑痣的皮肤镜表现

PDL 治疗鲜红斑痣——最低有效剂量

- **治疗前**

高于某一剂量（通常为 7 J/cm^2）时，治疗后即刻皮损处血管壁结构消失并出现白色区域。

- 治疗后

该剂量处的皮损 3 个月后临床及皮肤镜下观察均取得了很好的改善。

乳房佩吉特病

- **乳房佩吉特病概述**（图 13-10）

  1. 乳房佩吉特病是位于乳头乳晕部位的表皮内腺癌。
  2. 是一种较为罕见的乳腺癌类型，由潜在的乳腺导管内原位癌向表皮播散所致。
  3. 临床表现似湿疹，伴有鳞屑、糜烂、渗出等，故又称"乳房湿疹样癌"。
  4. 组织病理以表皮内出现佩吉特细胞为特点。

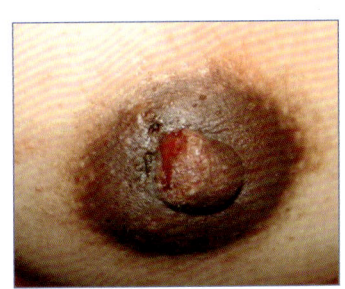

图 13-10　乳房佩吉特病

- **乳房佩吉特病的皮肤镜表现**（图 13-11）

  1. 不规则线状血管（图 13-11 黄圈）。
  2. 胡椒粉样蓝灰色点（图 13-11 白圈）。
  3. 亮白色条纹（图 13-11 箭头）。

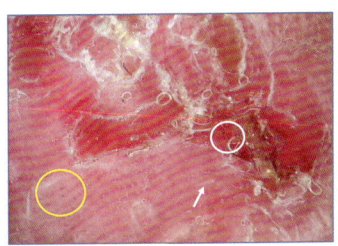

图 13-11　乳房佩吉特病的皮肤镜表现

乳房外佩吉特病

- **乳房外佩吉特病概述**（图 13-12）

  1. 本病是发生于顶泌汗腺部位的上皮内腺癌。
  2. 原发性乳房外佩吉特病来源于生殖器皮肤的多功能干细胞。
  3. 继发性乳房外佩吉特病通常表现为潜在的皮肤附属器腺瘤或潜在内脏恶性肿瘤在皮肤上的延伸。

4. 皮损表现为界限清楚的红色斑块，可有白色鳞屑及糜烂而呈"草莓和乳酪"状外观。

5. 外阴及肛周是好发部位。

6. 组织病理特点为表皮内出现不同数量的佩吉特细胞。

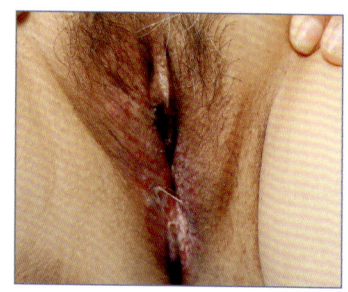

图 13-12 乳房外佩吉特病

- **乳房外佩吉特病的皮肤镜表现**（图 13-13）

1. 乳红色区域（图 13-13 星号）。
2. 浅表鳞屑。
3. 点状、球状、不规则线状、多形性血管（图 13-13 白圈）。
4. 灰 / 棕色点或无结构区。
5. 亮白色条纹（图 13-13 箭头）。
6. 白色无结构区。
7. 溃疡或糜烂（图 13-13 黄圈）。

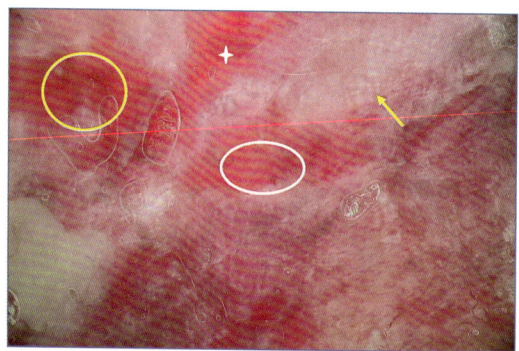

图 13-13 乳房外佩吉特病的皮肤镜特征

第14讲 毛发疾病的皮肤镜诊断详解

扫码观看视频

毛发镜（trichoscopy）

- 皮肤镜用于毛发和头皮疾病观察时又称为毛发镜。
- 是一种能够观察毛发及头皮结构的便捷有效的影像学手段，可以提供以下信息：① 毛干形态；② 发根形态；③ 皮表微细结构；④ 毛囊单位在皮面开口；⑤ 毛细血管。
- 用于多种毛发疾病的诊断和鉴别诊断，治疗及随访有重要意义。
- 毛发镜可作为监测毛发生长周期的客观手段，并一定程度上减少不必要的活检操作。

获得性脱发性疾病

- 非瘢痕性脱发疾病的病因主要是头皮局部的免疫性和非免疫性病因造成毛囊周期的改变
  ① 雄激素性脱发；② 斑秃；③ 拔毛癖；④ 休止期脱发；⑤ 牵拉性脱发；⑥ 梅毒性脱发。

- 瘢痕性脱发实质为永久性秃发，毛囊遭受损害后不能再生，由胶原纤维增生充填

① 淋巴细胞性（如盘状红斑狼疮脱发和毛发扁平苔藓）；② 中性粒细胞性（如秃发性毛囊炎）；③ 混合性；④ 非特异性。

雄激素性脱发（androgenetic alopecia，AGA）

- **雄激素性脱发的概述**（图 14-1）

  1. 是一种发生于青春期和青春期后的毛发进行性减少性疾病。
  2. 在男性主要表现为前额发际后移和（或）头顶部毛发进行性减少和变细，也称为男性型秃发（male pattern alopecia）。
  3. 在女性主要表现为头顶部毛发进行性减少和变细，少部分表现为弥漫性头发变稀，发际线不后移，称为女性型秃发（female pattern alopecia）。

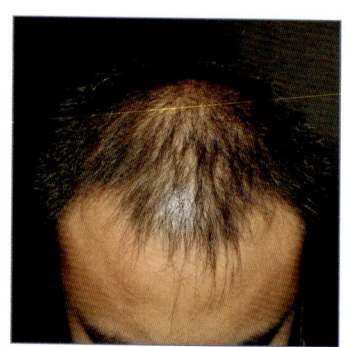

图 14-1　雄激素性脱发

- **早期 AGA 的皮肤镜表现**（图 14-2）

  1. 毛发直径粗细不一，毛干直径的差异 > 20%。

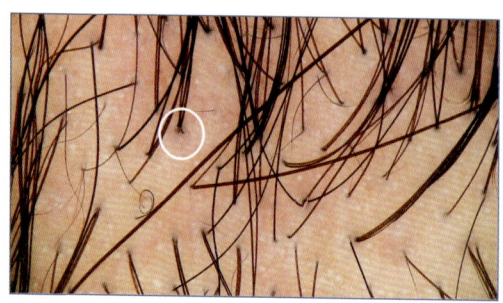

图 14-2　早期 AGA 的皮肤镜表现

2. 毳毛比例增加。
3. 褐色毛周征：毛囊周围可见直径约 1 mm 的褐色环（图 14-2 圆圈）。
4. 毛囊单位中单一毛发比例增加。
5. 黄点征。

AGA 皮肤镜诊断标准

- 主要标准：① 额部黄点征：额部放大率超过 70 倍的图片中可以见到大于 4 个黄点；② 额部平均毛发直径低于枕部平均毛发；③ 额部毛发变细（小于 0.03 mm）的比率超过 10%。

- 次要标准：① 毛囊皮脂腺单位中单根毛发的额/枕比增加；② 毳毛；③ 额部毛周征。

诊断 AGA 需满足 2 条主要标准或 1 条主要标准 +2 条次要标准。

斑秃（alopecia areata，AA）

- 斑秃的概述

是一种病因未明的炎症性、非瘢痕性脱发性疾病。可发生于任何年龄的患者，部分患者在发病前曾有精神应激或情绪波动。多无自觉症状，部分患者可伴有甲白点、甲点状凹陷、甲变脆等甲改变。斑秃按病情发展可分为三期：活动期、静止期及恢复期。

- 斑秃的皮肤镜表现（图 14-3）
  1. 黄点征（图 14-3 圆圈处）。
  2. 黑点征。

3. 断发。

4. 短毳毛（长度 < 10 mm）。

5. 感叹号发。

- **斑秃皮肤镜表现的意义**（图 14-4）

1. 黄点征和短毳毛是敏感性指标。

2. 黑点征、感叹号发和断发是特异性指标。

3. 感叹号发具有诊断意义，多发生于斑秃的急性脱发过程，与近期毛囊营养不良有关（圆圈处）。

4. 黑点征、感叹号发和短毳毛与疾病活动性相关。

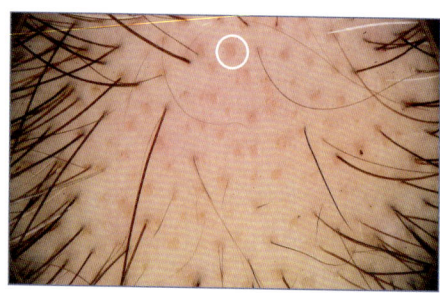

图 14-3　斑秃的皮肤镜特征（圆圈示黄点征）

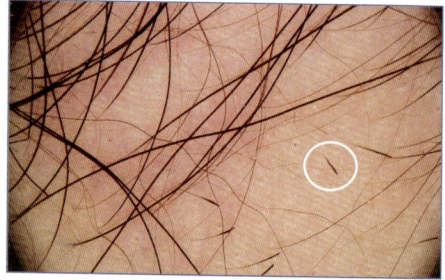

图 14-4　斑秃皮肤镜表现的意义（圆圈示感叹号样发）

拔毛癖（trichotillomania）

- **拔毛癖的概述**

1. 是一种人为导致的外伤性脱发。

2. 患者因自行拔掉头发，导致头皮斑片状秃发或全秃。

3. 拔毛癖的发病与心境、情感、环境、精神等方面异常，以及神经生物学等多种因素相关。

4. 拔毛癖和斑秃和鉴别诊断：

拔毛癖：不同长度的断发（图 14-5）、毛发纵裂、V 形征、火焰样发。

斑秃：感叹号样发、毛发尖端变细、黄点征。

- **拔毛癖的皮肤镜表现**

1. 不同长度的断发。
2. 黑点征。
3. 毛发末端纵裂。
4. 各种类型的断发，包括卷曲发、火焰样发、V 形征、郁金香样发（图 14-6）等。
5. 出血点、血痂。

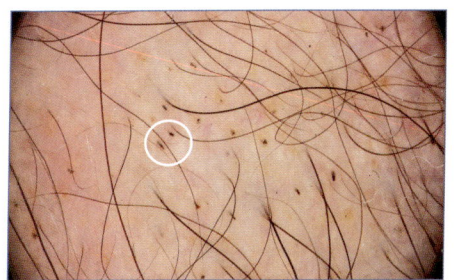

图 14-5　拔毛癖的皮肤镜表现
（圆圈示长短不一的断发）

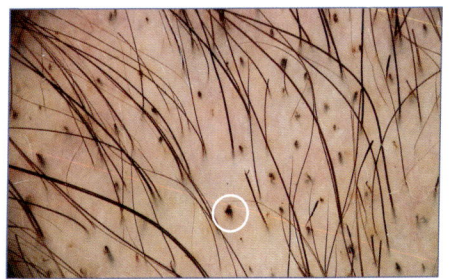

图 14-6　拔毛癖的皮肤镜表现
（圆圈示郁金香样发）

盘状红斑狼疮

- **盘状红斑狼疮（DLE）的概述**

1. DLE 引起的脱发是一种瘢痕性脱发。
2. 皮损特点为圆形或盘状的、边界清楚的红斑、斑块或丘疹，表面有毛细血管扩张、鳞屑附着、毛囊口扩张和毛囊角栓形成（图 14-7 白色圆圈处）。
3. 后期皮损中央呈现萎缩和色素减退伴脱发，周围色素沉着。

- **盘状红斑狼疮的皮肤镜表现**（图 14-8）
  1. 红点征（图 14-8 白色圆圈处）。
  2. 毛囊周围白晕。
  3. 毛囊角栓。
  4. 分支状血管。

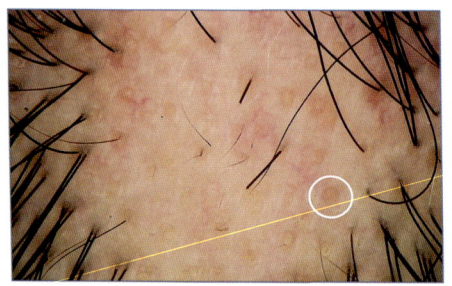

图 14-7　盘状红斑狼疮的皮肤镜表现
（白色圆圈示毛囊口扩张和毛囊角栓形成）

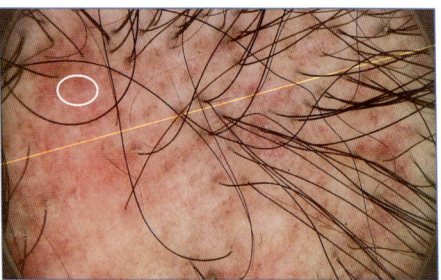

图 14-8　盘状红斑狼疮的皮肤镜表现
（白色圆圈示红点征）

毛发扁平苔藓（lichen planopilaris，LPP）

- **毛发扁平苔藓的概述**
  1. 又称毛囊性扁平苔藓。
  2. 多见于 30～70 岁的女性，也可见于儿童。
  3. 临床特点是毛囊周围红斑、毛囊角化过度和局限性或泛发性脱发、瘢痕性脱发。
  4. 发生于头皮者称为头皮部扁平苔藓，需要与 Brocq 假性斑秃相鉴别。

- **毛发扁平苔藓的皮肤镜表现**（图 14-9、图 14-10）
  1. 毛囊角栓（图 14-10 黄色圆圈）。
  2. 毛囊周围鳞屑（图 14-9 白色圆圈）、毛发管型（图 14-10 白色圆圈）。
  3. 蓝紫色斑片，由色素失禁所致。

4. 白点征，见于晚期。
5. 毛囊开口减少或消失。

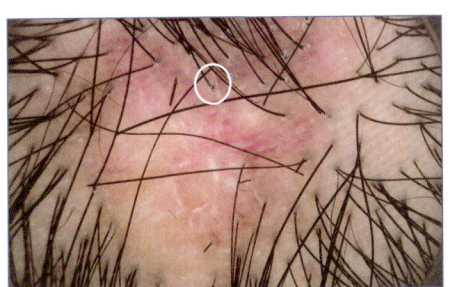

图 14-9　毛发扁平苔藓的皮肤镜表现（白色圆圈示毛囊周围鳞屑）

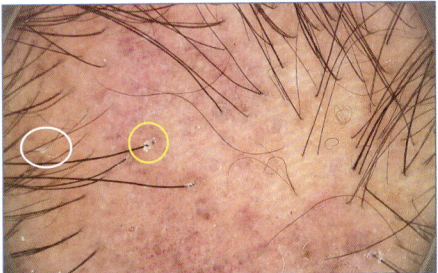

图 14-10　毛发扁平苔藓的皮肤镜表现（黄色圆圈示毛囊周围鳞屑，白色圆圈示毛发管型）

第15讲 甲病的皮肤镜诊断详解

扫码观看视频

甲镜（onychoscopy）

- 甲病的诊疗中，皮肤镜可用来放大肉眼难辨认的细微结构，能观察以下部位及特征：甲板、近端甲襞、甲母质、甲床、甲游离缘的微细结构、血管。
- 皮肤镜在甲病中的应用已从色素性疾病扩展到多种类型的甲病。减少了不必要的良性皮损活检率，逐渐成为有力的甲病辅助诊断工具。

甲镜的应用

- 皮肤镜在甲病中的应用已从色素性疾病扩展到多种类型的甲病。
- 减少了不必要的良性皮损活检率，逐渐成为有力的甲病辅助诊断工具。
- 皮肤镜可用于多种甲病的诊断，如甲下出血、甲母痣、甲黑素瘤、绿甲综合征、甲真菌病、甲扁平苔藓、银屑病甲改变和连续性肢端皮炎甲改变等。

甲下出血（subungual haemorrhage）

- 甲下出血的概述
1. 也称为甲下血肿，指血液在甲母质（或甲床）与甲板间聚集。

2. 多由甲部急性创伤或反复慢性损伤引起，急性创伤所致甲下出血结合病史较容易诊断。
3. 慢性出血需与恶性黑素瘤等色素性疾病进行鉴别。
4. 甲下出血的临床表现为棕色至黑色的圆点或斑片（图15-1）。
5. 随着甲板生长，出血斑逐渐向甲板远端移动。
6. 根据出血发生时间不同，皮肤镜下皮损可呈红色、紫色、棕色及黑色等不同颜色。

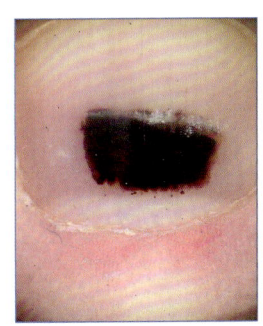

图15-1　甲下出血

- **甲下出血的皮肤镜表现**（图15-2）
  1. 均质模式。
  2. 球形模式。
  3. 条纹模式。
  4. 外周色素减退。
  5. 甲周出血。

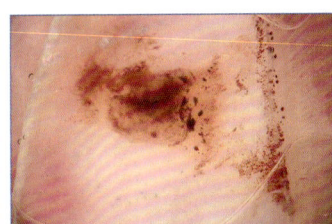

图15-2　甲下出血的皮肤镜表现

甲母痣（nail matrix nevus，NMN）

- **甲母痣的概述**（图15-3）
  1. 甲母痣是由黑素细胞增生所致，是纵向黑甲的原因之一。
  2. 皮损多发于儿童期，常累及手指（特别是拇指）。
  3. 临床上多表现为甲条带状色素沉着。
  4. 甲母痣的皮肤镜表现为棕色背景、厚度、间隔、颜色、平行程度均较规则的纵行条纹。
  5. 儿童甲母痣常表现出更多黑素瘤相关的特征，

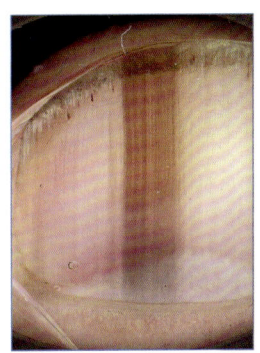

图15-3　甲母痣的皮肤镜表现

如宽而不规则的条带、多种颜色、Hutchinson 征等。

甲黑素瘤（图 15-4、图 15-5）

- 甲黑素瘤的皮肤镜表现

1. 棕褐色背景上出现不规则条带（最常见）。
2. 可呈近端较宽，远端变窄。
3. Hutchinson 征（甲襞和甲周围皮肤色素沉着）。
4. 微 Hutchinson 征（指肉眼不可见但皮肤镜下可见）。
5. 甲板破坏，远端裂隙。

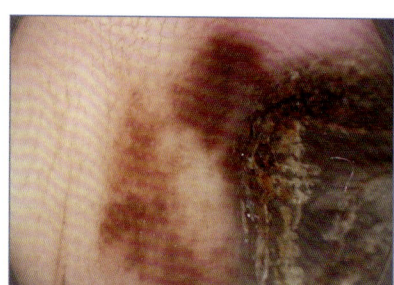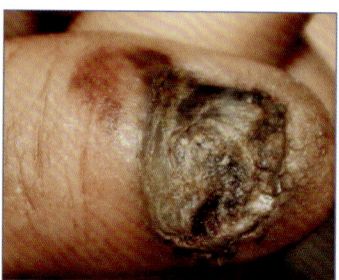

图 15-4　甲黑素瘤的临床和皮肤镜表现

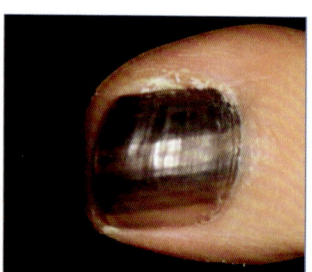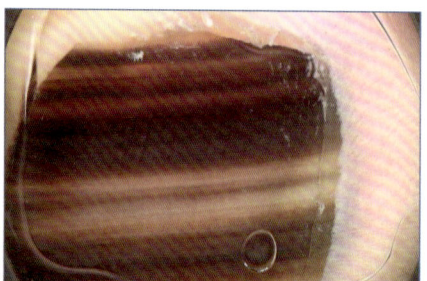

图 15-5　甲黑素瘤的临床和皮肤镜表现

绿甲综合征 (green nail syndrome)

● **绿甲综合征的概述**

绿甲综合征是由绿脓菌素将指甲染成墨绿色或蓝绿色所致。甲的细菌感染很少累及健康人，但在免疫功能低下、长时间暴露于水或洗涤剂、甲外伤等引起的甲分离者可出现细菌（如铜绿假单胞菌）感染。

● **绿甲综合征的皮肤镜表现**（图 15-6）

1. 墨绿色色素沉着。
2. 边缘可见绿色减退呈黄色。

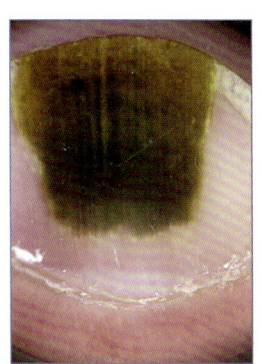

图 15-6　绿甲综合征的皮肤镜表现

甲真菌病 (onychomycosis)

● **甲真菌病的皮肤镜表现**（图 15-7）

1. 锯齿状边缘，见于正常甲与病变部位交界处，锯齿尖峰朝向甲近端。
2. 甲板黄白色纵行条纹。
3. 远端不规则终止纹。

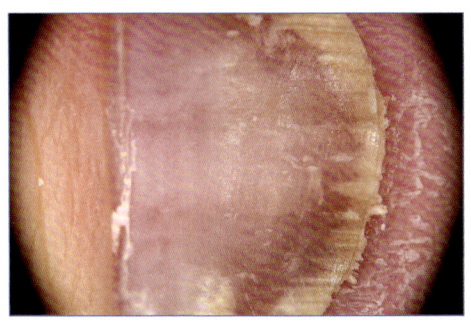

图 15-7　甲真菌病的皮肤镜表现

甲扁平苔藓（nail lichen planus）

- **甲扁平苔藓的皮肤镜表现**（图 15-8）

  1. 甲母质病变的皮肤镜表现为纵行条纹、点状凹陷、甲沟炎、翼状胬肉、甲半月红色斑片、粗糙甲。

  2. 甲床病变的皮肤镜表现为甲碎裂、甲异色、甲松解、甲下角化过度及碎片状出血。

  3. 随病情发展，甲母质、甲床、甲周皮可同时受累，表现为向甲床中心聚集的纵嵴隆起及甲板萎缩，严重病例甚至出现无甲。

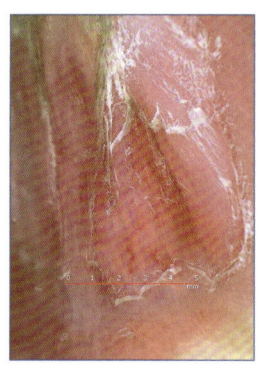

图 15-8　甲扁平苔藓的皮肤镜表现

银屑病甲改变

- **甲银屑病的皮肤镜表现**（图 15-9）

  1. 碎片状出血。
  2. 甲点状凹陷。
  3. 远端甲剥离。
  4. 甲下毛细血管扩张。

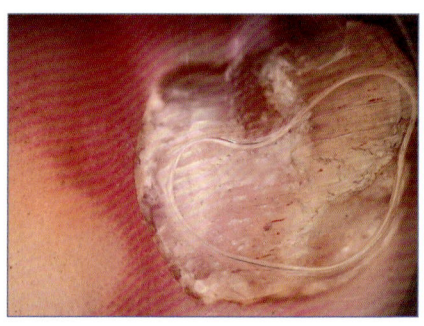

图 15-9　银屑病甲改变的皮肤镜表现

5. 其中甲下毛细血管扩张、甲横纹、甲沟炎、甲点状凹陷等与疾病的严重程度呈正相关。

连续性肢端皮炎甲改变（acrodermatitis of the nail）

- **连续性肢端皮炎甲改变的皮肤镜表现**（图 15-10）
1. 黄白色角化过度 / 鳞屑。
2. 脓疱。

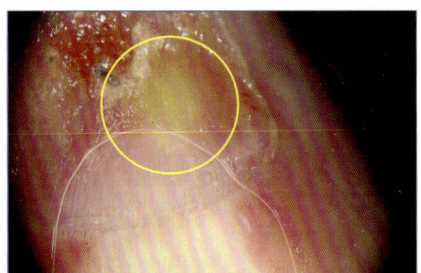

图 15-10　连续性肢端皮炎甲改变的皮肤镜表现

第16讲 感染性和寄生虫性皮肤病的皮肤镜诊断详解

扫码观看视频

昆虫皮肤镜（entomodermoscopy）

- 昆虫皮肤镜一词来源于皮肤镜（dermoscopy）和昆虫学（entomology），泛指皮肤镜在病毒性、细菌性、真菌性和寄生虫性皮肤感染疾病中的应用，其中，疣、传染性软疣、疥疮和阴虱具有高度特异性表现。

寻常疣（verrucs vulgaris）

- **寻常疣的概述**（图16-1）
  1. 好发于儿童和青少年的手指或手背。
  2. 临床表现为圆形或椭圆形乳头状隆起的皮损，表面粗糙，灰色、淡黄色或污褐色，可单发亦可多发。

- **寻常疣的皮肤镜表现**（图16-2）
  1. 呈多数紧密排列的乳头瘤样结构。
  2. 乳头状瘤中心可见红色点状或袢状血管。
  3. 周围绕以白色的晕。
  4. 似蛙卵样。
  5. 这些红色点状血管比扁平疣中的稍大。

第16讲 感染性和寄生虫性皮肤病的皮肤镜诊断详解　123

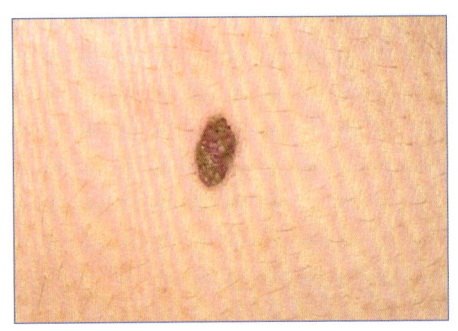

图 16-1　寻常疣

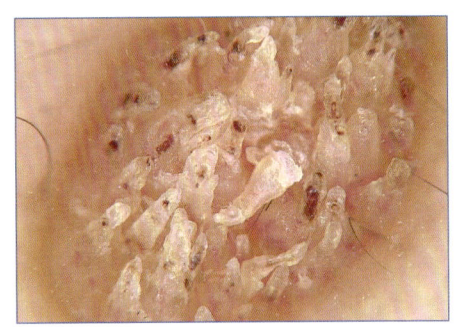

图 16-2　寻常疣的皮肤镜表现

6. 常伴有出血及毛细血管血栓。

扁平疣（verrucs plana）

- **扁平疣的概述**（图 16-3）
    1. 好发于青少年。
    2. 临床表现为米粒至黄豆大小的圆形或椭圆形扁平隆起的丘疹。
    3. 表面光滑淡褐色或正常肤色。
    4. 数目较多可散在分布亦可聚集成群。

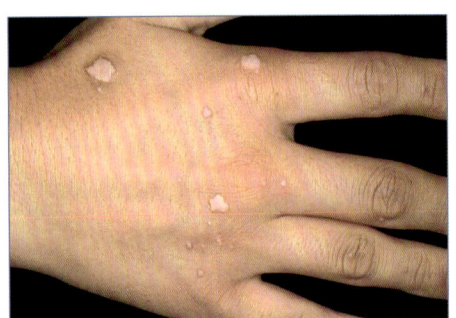

图 16-3　扁平疣

- **扁平疣的皮肤镜表现**（图 16-4）
    1. 浅褐色、肉色至黄色背景上规则分布的点状血管。
    2. 病理上对应为真皮乳头层毛细血管的顶端。

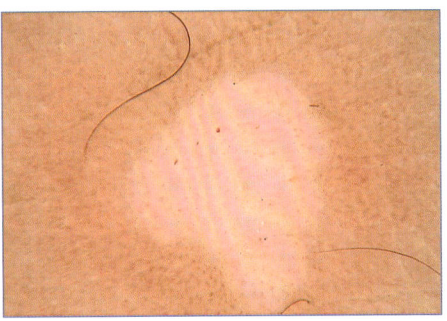

图 16-4　扁平疣的皮肤镜表现

跖疣（verrucs plantaris）

- **跖疣的概述**（图 16-5）
  1. 跖疣是发生于足底的寻常疣。
  2. 外伤或摩擦为其主要诱因。
  3. 表现为污灰色、灰褐色的圆形的角化性损害。
  4. 表面粗糙不平，周围绕以稍高增厚的角质环。

- **跖疣的皮肤镜表现**（图 16-6）
  1. 表面粗糙，皮纹不连续。
  2. 浅褐色或黄色无结构背景。
  3. 其上有多数不规则分布的红-褐色-黑色小点或线状条纹（出血）。
  4. 出血是由于足跖部长期血管压力较高所致。

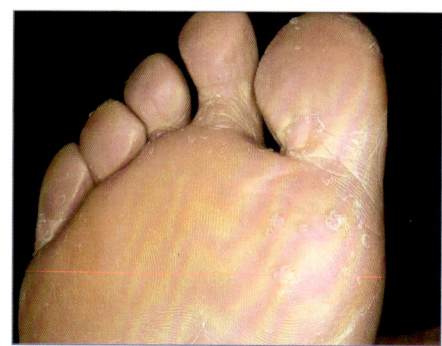

图 16-5　跖疣

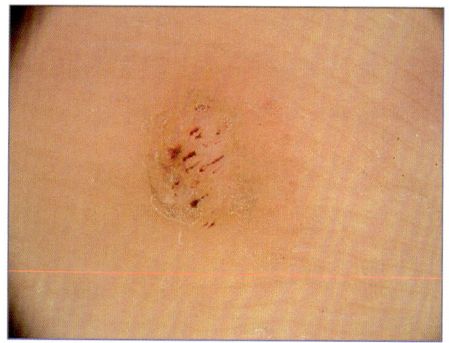

图 16-6　跖疣的皮肤镜表现

尖锐湿疣（condyloma acuminatum）

- **尖锐湿疣的概述**（图 16-7）
  1. 尖锐湿疣是由人乳头瘤病毒（HPV）感染引起的一种性传播疾病。

2. 临床表现为丘疹、角化性丘疹或斑块、疣状、乳头瘤状、菜花样的赘生物。

- **尖锐湿疣的皮肤镜表现**（图 16-8）
  1. 指状模式、镶嵌模式（成簇的点状或肾小球血管，周围环绕着白色的网状结构）、乳头样增生、疣状增生、扁平丘疹等。
  2. 血管表现有点状血管/球状血管、弯曲（逗号状）血管、环状血管及发夹样血管等。

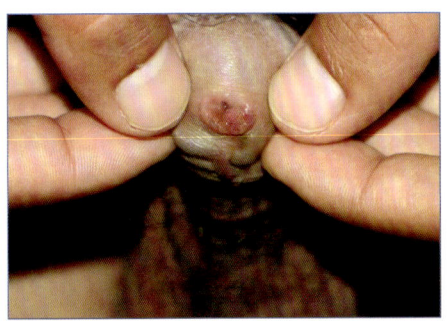

图 16-7　尖锐湿疣

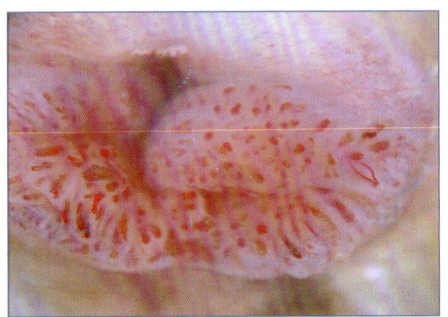

图 16-8　尖锐湿疣的皮肤镜表现

传染性软疣（molluscum contagiosum）

- **传染性软疣的概述**（图 16-9）
  1. 传染性软疣是由传染性软疣病毒（molluscum contagiosum virus，MCV）感染引起的一种病毒性皮肤病。
  2. 可见于任何年龄人群，常见于儿童。
  3. 临床表现为 2～4 mm 的具蜡样光泽的、顶端凹陷的珍珠状丘疹。

- **传染性软疣的皮肤镜表现**（图 16-10）
  1. 典型皮损中央小孔或脐凹状。

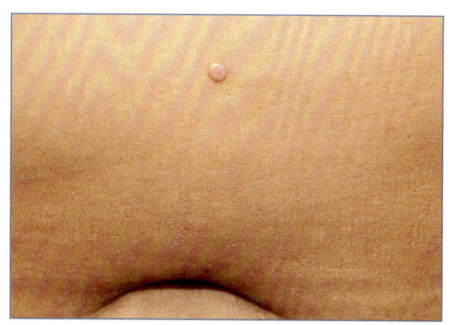

图 16-9 传染性软疣

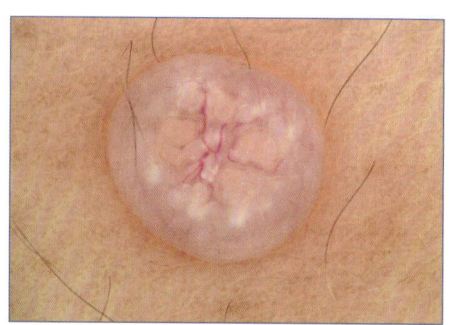

图 16-10 传染性软疣的皮肤镜表现

2. 白色或黄白色无定型结构（圆形或四叶草形或多叶形白色无定型结构）。
3. 外周放射状分布的皇冠状血管结构（放射状排列线状或分支状血管）。

疥疮（scabies）

- **疥疮的概述**（图 16-11）
  1. 疥疮是由疥螨引起的一种接触性传染性皮肤病。
  2. 好发于手缝、腕屈面、腰围、下腹部及两股内侧，表现为瘙痒性的丘疱疹或水疱，常伴夜间奇痒。

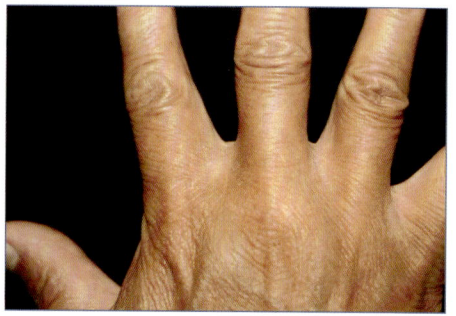

图 16-11 疥疮

- **疥疮的皮肤镜表现**（图 16-12）
  1. 可观察到典型的蛇行隧道（图 16-12 白色箭头）。
  2. 隧道顶端的"三角滑翔翼"改变（图 16-12 黄色圆圈）。

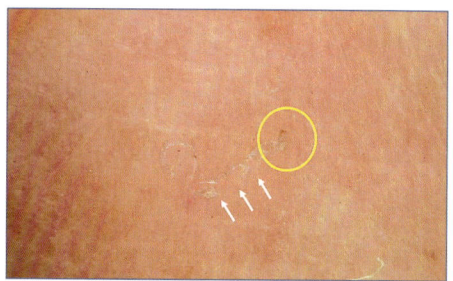

图 16-12 疥疮的皮肤镜表现

阴虱病 (phthirus pubis)

- **阴虱病的概述**（图 16-13、图 16-14）
  1. 阴虱病是由阴虱引起的一种体外寄生虫性皮肤病。
  2. 阴虱一生分卵、稚虫和成虫三个阶段。
  3. 常附着于阴毛处，可因叮咬而引起剧痒。

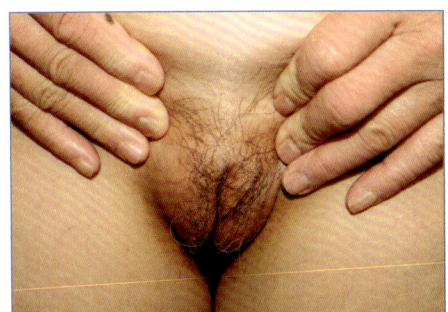

图 16-13　阴虱病

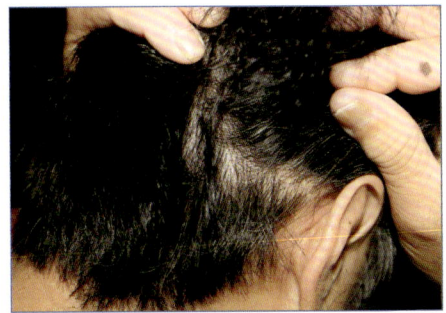

图 16-14　阴虱病

- **阴虱病的皮肤镜表现**（图 16-15、图 16-16）
  1. 皮肤镜可以识别虫体和虫卵。
  2. 活卵：卵圆形、褐色，附着于毛干上。
  3. 空卵：半透明，游离端扁平有裂隙。

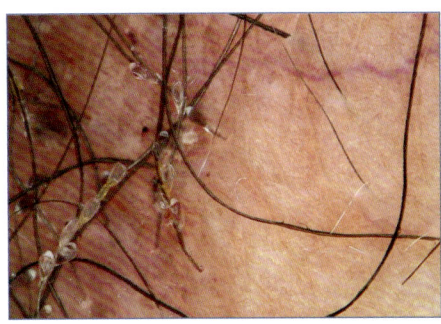

图 16-15　阴虱病的皮肤镜表现

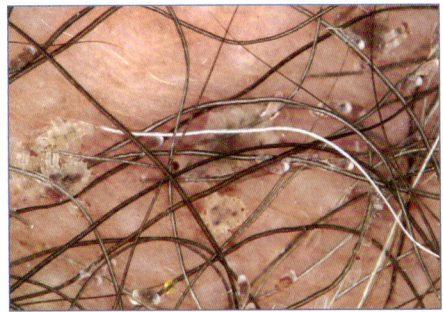

图 16-16　阴虱病的皮肤镜表现

- **显微镜检查**（图16-17）

显微镜检查毛干可见虫体及虫卵。

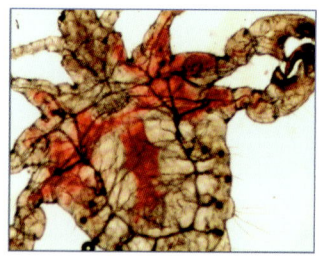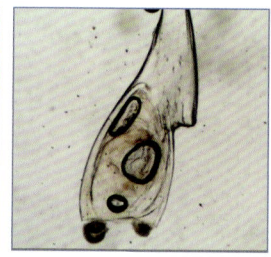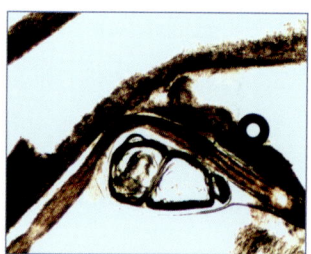

图16-17　阴虱病显微镜检查

蜱叮咬（tick bites）

- **蜱叮咬的概述**（图16-18，图16-19）

1. 蜱叮咬可以引起局部皮肤出现不同程度的炎症反应。
2. 轻者表现为红斑，中央有瘀点，重者出现明显水肿，水疱，可以形成结节及溃疡，持续不退。
3. 常常伴有刺痛或瘙痒等症状。

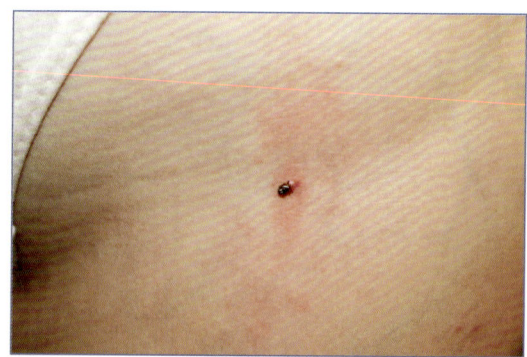

图16-18　蜱叮咬

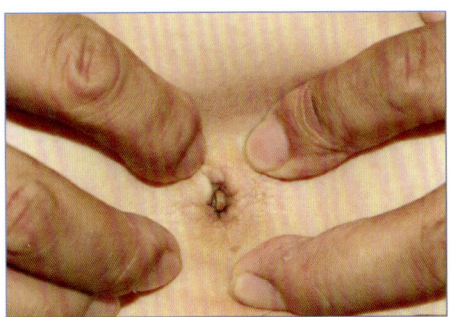
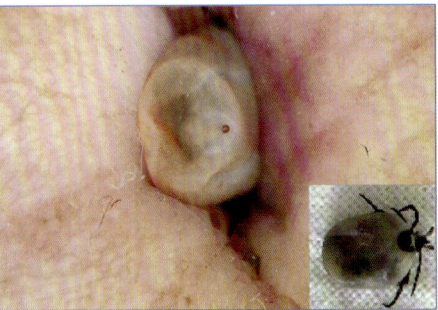

图 16-19　蜱叮咬的临床和皮肤镜表现

- **蜱叮咬的皮肤镜表现**（图 16-20）

可见虫体或叮咬处炎症反应。

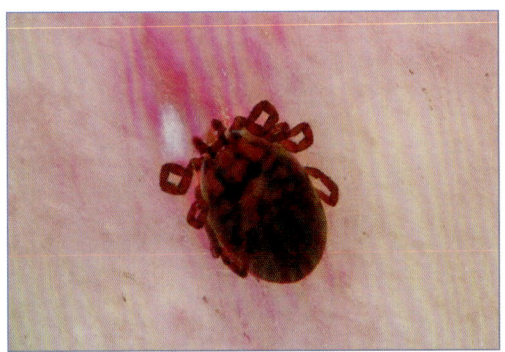

图 16-20　蜱叮咬的皮肤镜表现

第17讲 色素增加性疾病和色素减少性疾病的皮肤镜诊断详解

扫码观看视频

色素增加性疾病

- 黄褐斑
- 雀斑
- Riehl 黑变病
- 固定性药疹
- 色素性毛表皮痣
- 太田痣
- 颧部褐青色痣

黄褐斑（melasma）

- **黄褐斑的概述**（图 17-1）
  1. 与紫外线照射、性激素、遗传因素等相关。
  2. 为真/表皮色素增加引起的对称性色素沉着斑，边界不规则。
  3. 常见于面部，分为面部中央型、颧骨型、下颌型。
  4. 也可见于前臂伸侧、上胸部。
  5. 组织病理：表皮基底层和棘层黑素增加，黑素细胞无增殖，真皮上部可见游离黑素颗粒和噬色素细胞。

- **黄褐斑的皮肤镜表现**（图 17-2）
  1. 淡黄褐色均匀一致的斑片。

2. 深褐色斑片/点。
3. 毛细血管网。
4. 毳毛增粗变黑。

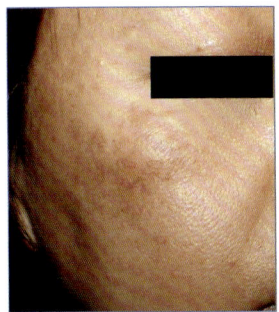

图 17-1 黄褐斑

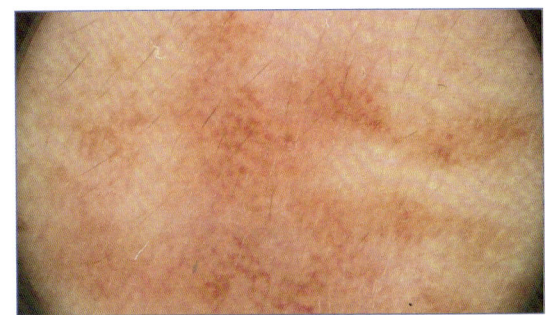

图 17-2 黄褐斑的皮肤镜表现

雀斑（lentigo）

- **雀斑的概述**（图 17-3）

  1. 可能为常染色体显性遗传，日晒加重。
  2. 发生于光暴露部位，如面、上胸背部、前臂伸侧。
  3. 黏膜部位不发生。
  4. 1～3 mm，浅棕至深棕色（通常浅于黑子及交界痣），圆/椭圆/不规则形斑疹，皮损可融合。
  5. 组织病理：表皮基底层黑素增加，黑素细胞数目正常。

- **雀斑的皮肤镜表现**（图 17-4）

  1. 圆形或椭圆形淡褐色斑片。
  2. 假网状结构。
  3. 边界清晰的褐色砂砾状斑点。

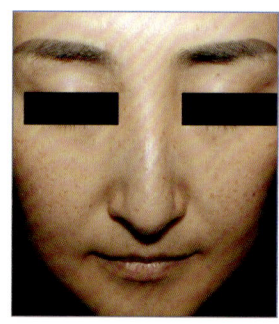
图 17-3　雀斑

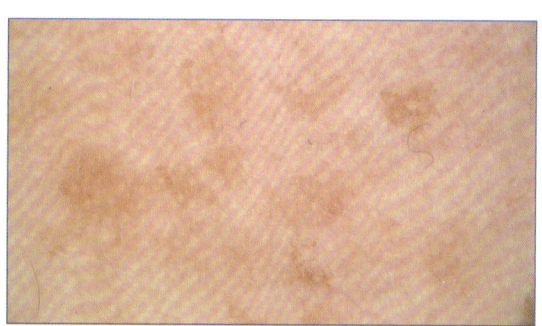
图 17-4　雀斑的皮肤镜表现

Riehl 黑变病（Riehl's melanosis）

- **Riehl 黑变病的概述**（图 17-5）

  1. 与营养因素、光敏因素相关，中年女性多见。
  2. 网点状褐色斑片融合成片，"粉尘样"鳞屑。
  3. 见于面颈部，面周常较面中部明显，不累及黏膜。
  4. 组织病理：基底层液化变性、真皮血管周围炎细胞浸润，噬黑素细胞内外有大量黑素颗粒。

- **Riehl 黑变病的皮肤镜表现**（图 17-6）

  1. 灰色点/球（100%）。

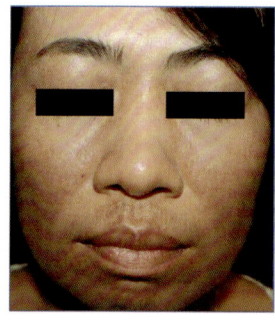
图 17-5　Riehl 黑变病

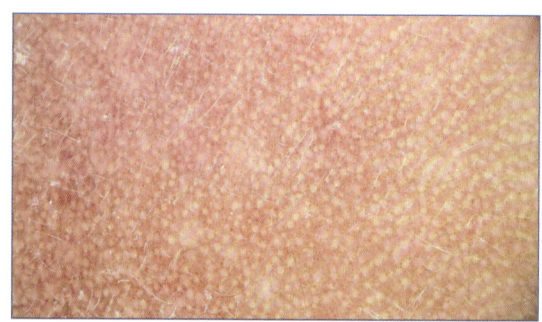
图 17-6　Riehl 黑变病的皮肤镜表现

2. 毛周白晕（46.7%）。
3. 假性色素网（100%）。
4. 毛细血管扩张（100%）。
5. 毛囊角栓（46.7%）。
6. 粉末样细小鳞屑（53.3%）。

固定性药疹（fixed drug eruption）

- **固定性药疹的概述**（图 17-7）
1. 固定性药疹为由药物反应所致、在同一部位以同一形式反复发作的病损。
2. 组织病理学表现为界面性皮炎和空泡变性，可见角化不良细胞和坏死的角质形成细胞，可见海绵水肿、真皮水肿、嗜酸性粒细胞及中性粒细胞浸润；陈旧性或非活动期皮损仅见轻度的角化过度、棘层肥厚、色素失禁，罕见炎症细胞。

- **固定性药疹的皮肤镜表现**（图 17-8）
弥漫性分布、大小不等、颗粒状灰褐色色素沉着。

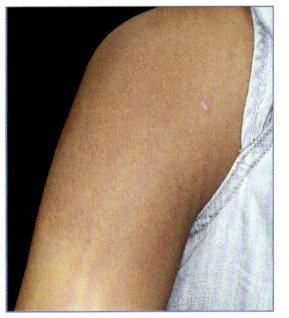

图 17-7　固定性药疹

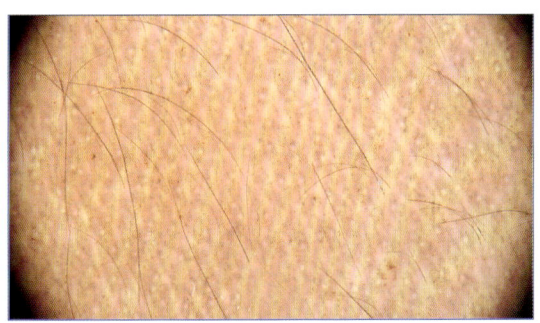

图 17-8　固定性药疹的皮肤镜表现

色素性毛表皮痣（Becker's nevus）

- **色素性毛表皮痣的概述**（图 17-9）
  1. 一种获得性色素增加性斑片或轻度隆起的丘疹，常伴毛发增多。
  2. 组织病理学上表现为表皮轻度角化和棘层肥厚，表皮突延长，基底层色素明显增多。真皮上部可见噬黑素细胞，可伴竖毛肌纤维束增粗。

- **色素性毛表皮痣的皮肤镜表现**（图 17-10）
  1. 网格状（蜂窝状）色素沉着。
  2. 灶性色素减退。
  3. 皮纹色素减退。
  4. 毛囊周色素减退。
  5. 可见血管结构以及毛囊。

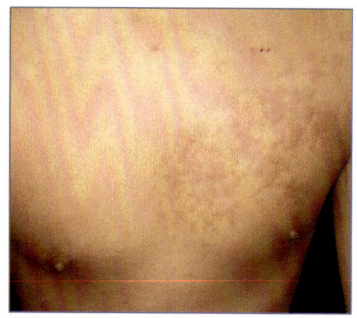

图 17-9　色素性毛表皮痣

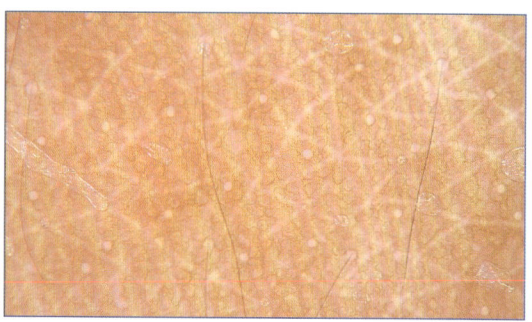

图 17-10　色素性毛表皮痣的皮肤镜表现

太田痣（nevus of Ota）

- **太田痣的概述**（图 17-11）
  1. 女性多见。
  2. 常为单侧，分布于三叉神经一、二支区域。

3. 可累及巩膜及口、鼻黏膜，常由小斑点融合而成，颜色从浅棕、蓝灰至紫黑色不等。
4. 组织病理：充满黑素颗粒的黑素细胞散布于真皮中上部胶原纤维束之间。

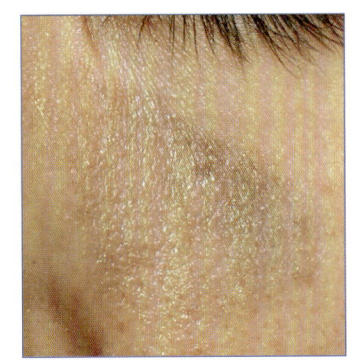

图 17-11　太田痣

- **太田痣的皮肤镜表现**（图 17-12）
  1. 杂色模式，即镜下可见多种色素沉着（棕黄色、青灰色、灰褐色）混杂分布。
  2. 图中可见蓝灰色均质区，蓝灰色小球。

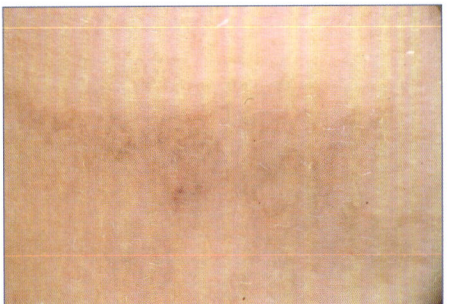

图 17-12　太田痣的皮肤镜表现

颧部褐青色痣（naevus fuscocaerules zygomaticus）

- **颧部褐青色痣的概述**（图 17-13）
  1. 发病较晚，多在 25~45 岁，女性多见。
  2. 对称分布于颧部、颞部，不累及黏膜。
  3. 灰褐色粟粒至黄豆大小斑点，孤立不融合。
  4. 组织病理：表皮正常，真皮上部胶原纤维间散在细小梭形黑素细胞。

- **颧部褐青色痣的皮肤镜表现**（图17-14）
    1. 浅棕色不规则均质区。
    2. 灶状色素沉着。

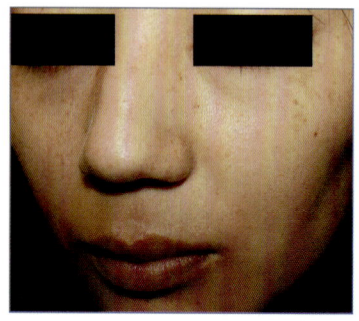 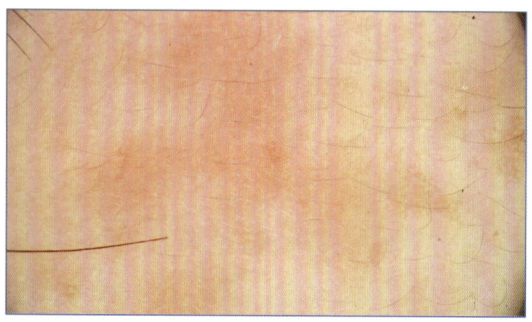

图17-13　颧部褐青色痣　　　　　　图17-14　颧部褐青色痣的皮肤镜表现

色素减少性疾病

- 白癜风
- 白色糠疹
- 花斑癣
- 老年性白斑
- 无色素痣

白癜风（vitiligo）

- **白癜风的概述**（图17-15）

发病机制尚不完全清楚，表现为均一的类圆形白斑，边缘外凸，离心性扩大，可发生于身体任何部位。

1. 节段型。
2. 非节段型。
3. 局限型：局灶型、节段型、黏膜型。
4. 泛发型：寻常型、肢端型、混合型。

第 17 讲 色素增加性疾病和色素减少性疾病的皮肤镜诊断详解　137

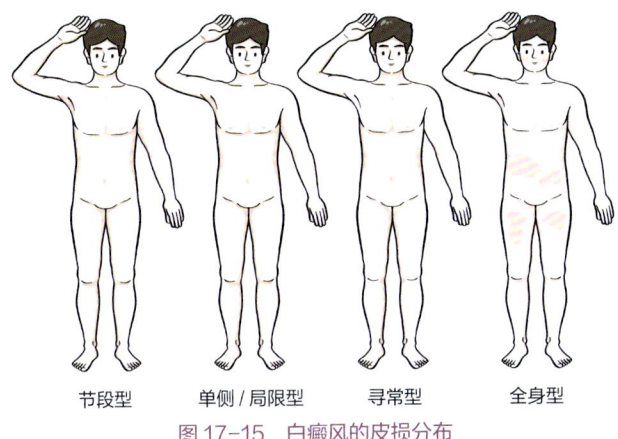

节段型　　单侧/局限型　　寻常型　　全身型

图 17-15　白癜风的皮损分布

5. 全身型。

- **白癜风的皮肤镜表现**（图 17-16）

  1. 境界清楚的亮白色区域。
  2. 毛囊周围色素沉着。
  3. 毛发变白。
  4. 皮损周围色素增加。
  5. 反向色素网。
  6. 网状色素沉着。
  7. 毛细血管扩张。

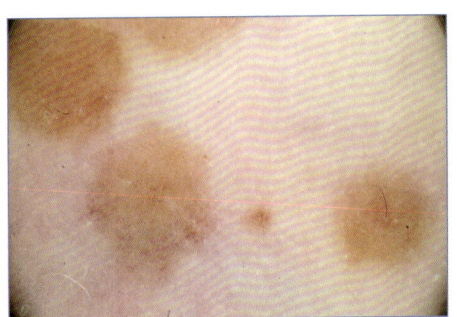

图 17-16　白癜风的皮肤镜表现

白色糠疹（pityriasis alba）

- **白色糠疹的概述**（图 17-17）

又名单纯糠疹，病因不明，好发于儿童及青少年。常常位于面部，典型皮损表现为境界不清的粉红色或苍白色斑片，上覆糠秕样鳞屑，病程自限性。

- **白色糠疹的皮肤镜表现**（图 17-18）
  1. 毛囊周围白晕。
  2. 毛囊角栓。
  3. 细碎鳞屑。

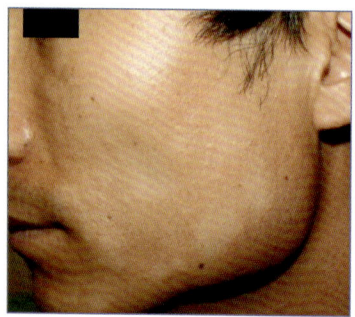

图 17-17　白色糠疹

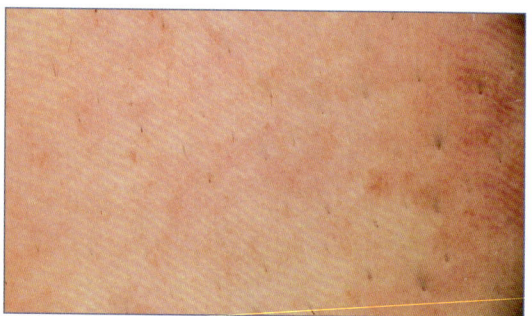

图 17-18　白色糠疹的皮肤镜表现

花斑癣（tinea versicolor）

- **花斑癣的概述**（图 17-19）
  1. 糠秕马拉色菌引起浅表性真菌感染。
  2. 多发于温热地带的夏秋季。
  3. 皮损常见于胸部、背部和颈部。
  4. 表现为界限清楚的圆形或类圆形斑疹，表面覆以极薄的糠秕状鳞屑，可以表现为黄色、棕色、淡褐色或褐色。
  5. 陈旧性皮损或近痊愈时亦可表现为色素减退。

- **花斑糠疹的皮肤镜表现**（图 17-20）
  1. 色素减退型：界限清晰的白斑，皮沟中细屑。
  2. 色素沉着型：细薄鳞屑，由褐色条纹或弥散的褐色素组成的色素网。

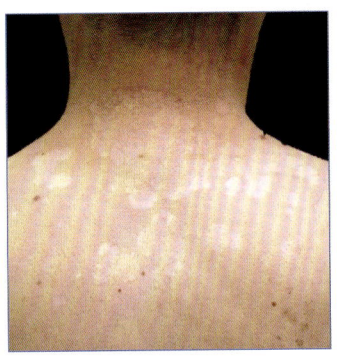
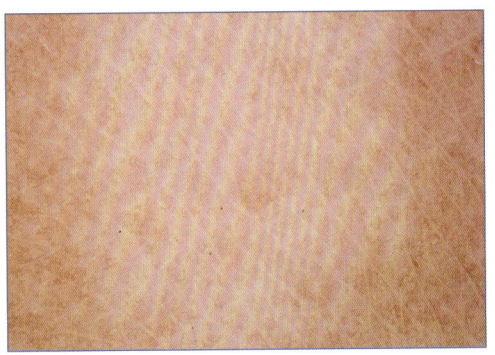

图 17-19　花斑糠疹　　　　图 17-20　花斑糠疹的皮肤镜表现

老年性白斑（senile leukoderma）

- **老年性白斑的概述**（图 17-21）
  1. 老年性白斑是一种老年性退化现象。
  2. 多发生在躯干和四肢，尤其是大腿部，颜面部一般不会发生。
  3. 该病与皮肤中的 DOPA 阳性黑素细胞减少有关，引起黑素分泌减少，皮肤形成色素减退斑。

- **老年性白斑的皮肤镜表现**（图 17-22）
  1. 圆形点状色素减退斑。

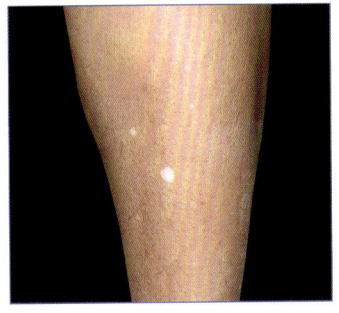
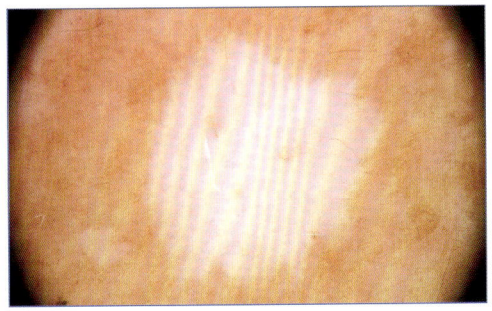

图 17-21　老年性白斑　　　　图 17-22　老年性白斑的皮肤镜表现

2. 白斑周围放射状棕色色素沉着。

3. 白斑内有血管结构（点状、线状弯曲血管）。

无色素痣（achromic nevus）

- **无色素痣的概述**（图17-23）

    1. 无色素痣是一种少见的、先天的、局限性白斑，又称脱色素痣。
    2. 白斑出生时或出生不久发生，终生不变，不扩大。
    3. 损害为一致的不完全脱色。
    4. 临床分为3型：孤立型、皮节或类皮节型和漩涡状型。

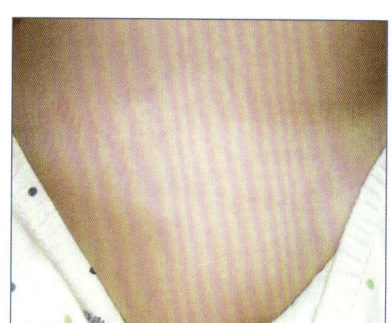

图17-23　无色素痣

- **无色素痣的皮肤镜表现**（图17-24）

    1. 苍白色色素减退斑，边缘模糊，不规则。
    2. 白斑内可见血管结构（线状、分支状、线状弯曲血管）。
    3. 边缘无色素增加。

 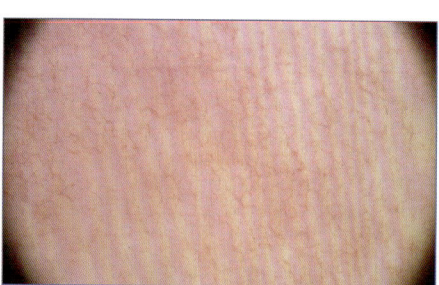

图17-24　无色素痣的皮肤镜表现

第18讲 鳞状细胞肿瘤皮肤镜特征专家共识

扫码观看视频

鳞状细胞肿瘤（keratinocyte skin cancers）

- 光线性角化病（actinic keratosis，AK）
- 鲍恩病（Bowen disease）
- 角化棘皮瘤（keratoacanthoma，KA）
- 鳞状细胞癌（squamous cell carcinoma，SCC）

编者作为执笔者之一参与起草《鳞状细胞肿瘤皮肤镜特征专家共识（2017）》。

本共识经授权引自：中国医疗保健国际交流促进会皮肤科分会皮肤影像学组，中华医学会皮肤性病学分会皮肤病数字化诊断亚学组，中国中西医结合学会皮肤性病专业委员会皮肤影像学组，等. 鳞状细胞肿瘤皮肤镜特征专家共识（2017）. 中华皮肤科杂志，2018，51（2）：87-91.

编者注：本共识保留原论文版式和图片编号。

鳞状细胞肿瘤皮肤镜特征专家共识（2017）

中国医疗保健国际交流促进会皮肤科分会皮肤影像学组　中华医学会皮肤性病学分会皮肤病数字化诊断亚学组　中国中西医结合学会皮肤性病专业委员会皮肤影像学组　中国医师协会皮肤科医师分会皮肤外科亚专业委员会　中国医学装备协会皮肤病与皮肤美容分会皮肤影像装备学组

通信作者：刘洁，Email：Liujie04672@pumch.cn

DOI：10.3760/cma.j.issn.0412-4030.2018.02.001

随着皮肤镜诊断技术的发展，越来越多的研究关注皮肤镜在非色素性皮肤病中的应用，并已积累大量资料[1-3]。鳞状细胞肿瘤（squamous cell neoplasms）是皮肤非色素细胞肿瘤的重要组成部分，与色素性肿瘤相比，非色素性肿瘤的皮肤镜特征较难评估。本共识涉及的鳞状细胞肿瘤包括：光线性角化病（actinic keratosis，AK）、鲍恩病（Bowen disease）、角化棘皮瘤（keratoacanthoma，KA）、鳞状细胞癌（squamous cell carcinoma，SCC）。皮肤镜可为此类疾病的诊断和鉴别诊断提供线索，减少误诊。

一、AK

AK是日光长期损伤皮肤引起的一种皮肤癌前期病变，多见于面、耳、前臂、手背等曝光部位，表现为散在的皮色或淡红色丘疹、斑块或小结节，表面可有轻微黏着性鳞屑。

1. 皮肤镜特征：根据病变程度，AK可分为3级，具有不同的表现[3-4]，Ⅰ级为轻度可触及，皮肤镜下呈红色假网状模式，红色背景上可见无色素的毛囊开口，毛囊周围可见点状及线状血管呈网状分布（图1）；Ⅱ级为中等厚度，皮肤镜下呈草莓状模式，红色背景上可见黄白色、角化、扩张的毛囊开口，毛囊口周围白晕，可见点状及不规则线状血管（图2）；Ⅲ级为明显角化过度，皮肤镜下呈黄白色无结构区；扩大的毛囊开口内充满角栓，表面覆有

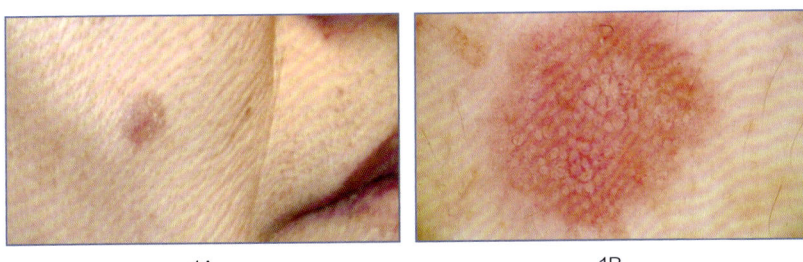

图1 Ⅰ级光线性角化病临床及皮肤镜表现。1A：右颊部中央暗红色斑；1B：皮肤镜下红色假网状模式，红色背景上无色素的毛囊开口，毛囊周围点状、球状及短线状血管呈网状分布（偏振光浸润式×30）

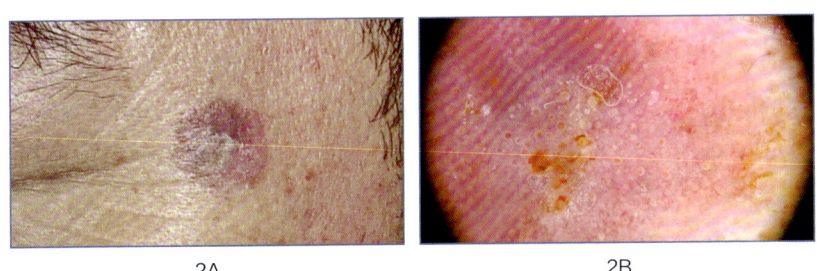

图2 Ⅱ级光线性角化病临床及皮肤镜表现。2A：左颞部暗红色斑块，表面少许黏着性鳞屑；2B：皮肤镜下草莓状模式，即红色背景，黄色毛囊角栓，毛囊周围白晕，点状及不规则线状血管（偏振光浸润式×20）

黄白色鳞屑（图3）。红色假网状模式结合毛囊口扩张结构对于诊断AK具有较高的敏感性（95.6%）和特异性（95.0%）[5]。玫瑰花瓣征（图4）表现为毛囊口内4个白点，呈正方形排列，类似四叶草结构，仅见于偏振光模式，以往认为常见于AK、表浅SCC和日光损伤皮肤[6]。近期研究认为，这一现象可见于多种肿瘤和炎症性疾病，为毛囊口角化物和同心圆排列的毛囊周围纤维化在交叉偏振光下产生的光学现象，不具有疾病特异性[7]。色素性AK还可见毛囊周围分布的灰褐色颗粒，呈假网状结构（图5）[8]。

2. AK与盘状红斑狼疮（DLE）皮肤镜鉴别诊断：急性期DLE常见较多的毛囊角栓、毛囊周围白晕、白色鳞屑和毛囊红点征，而慢性期DLE以毛细血管扩张、皮损周围色素条纹和白色无结构区更常见[9]。由于AK和

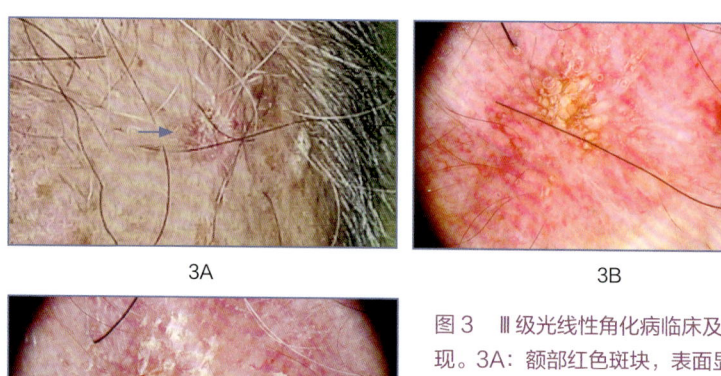

图3 Ⅲ级光线性角化病临床及皮肤镜表现。3A：额部红色斑块，表面显著角化；3B：皮肤镜下（对应图3A箭头所示皮损）可见致密的毛囊口黄色角栓，形成黄白色无结构区（偏振光浸润式×20）；3C：皮肤镜下除有3B图表现外，还可见黄白色鳞屑（偏振光非浸润式×20）

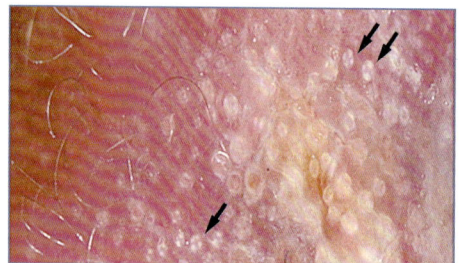

图4 皮肤镜下玫瑰花瓣征（黑色箭头，偏振光非浸润式×20）

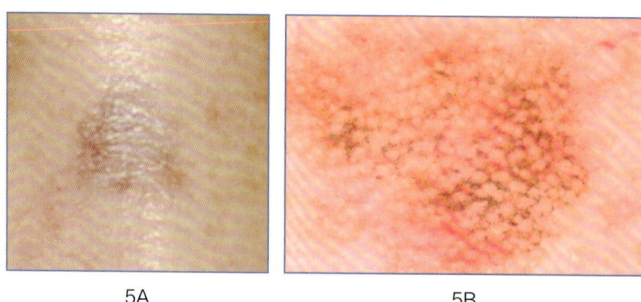

图5 色素性光线性角化病临床及皮肤镜表现。5A：鼻背鳞屑性棕色斑片；5B：皮肤镜下可见毛囊周围规则分布的灰褐色颗粒，呈假网状结构（偏振光非浸润式×20）

DLE 皮肤镜下均有毛囊角栓，有时鉴别困难，但 AK 皮肤镜下主要表现为红色背景上白色角化的靶样毛囊开口，而 DLE 皮肤镜下为白色至粉红色背景，混有形态多样的较大的红色毛囊开口，伴周围白晕，亦称为白色草莓征，可为二者的鉴别诊断提供帮助[10]。

3. 色素性 AK 与恶性雀斑样痣鉴别：色素性 AK 和早期恶性雀斑样痣均有菱形结构、环状 – 颗粒状模式及灰褐色颗粒，但色素性 AK 的灰褐色颗粒规则分布在毛囊周围，而恶性雀斑样痣呈弥散分布，早期恶性雀斑样痣有毛囊口中央黑色小点，而色素性 AK 缺如。色素性 AK 可见解体（broken-up）的假网状结构，此特征不常见于恶性雀斑样痣或脂溢性角化病。色素性 AK 可见草莓状模式与灰褐色假网状结构同时存在，而恶性雀斑样痣的草莓状模式被假网状结构覆盖，可见均质无结构污斑和多种血管模式[8, 11-12]。AK 常有鳞屑，而恶性雀斑样痣常无。有时二者可通过触诊鉴别，色素性 AK 触诊粗糙，而恶性雀斑样痣表面光滑。皮肤镜虽不能完全区分色素性 AK 与恶性雀斑样痣，但可以协助定位最佳组织活检部位。

4. AK 皮肤镜表现与组织病理的关系：Ⅰ级 AK 表皮下 1/3 的角质形成细胞有异形性，毛囊角栓尚未形成，对应皮肤镜下红色假网状模式；Ⅱ级 AK 表皮下部 2/3 的角质形成细胞具有异形性，局灶性角化过度和角化不全，显著棘层肥厚，表皮突芽蕾状伸入真皮乳头层，此期毛囊角栓明显，对应皮肤镜下草莓状模式；Ⅲ级 AK 全层角质形成细胞具有异形性，有丝分裂活跃，有角化过度和角化不全，乳头瘤样增生，附属器亦受累，毛囊口因弥漫角化而消失，对应皮肤镜下黄白色无结构区[4]。见图 6。

二、鲍恩病

鲍恩病是原位 SCC，生长缓慢，典型表现为边界清楚的棕红色鳞屑性斑片或斑块。

1. 皮肤镜表现（图 7）：①盘绕状血管，亦称肾小球状血管，即肾小球样紧密盘绕的血管；②簇集分布的血管模式；③表面黄白色鳞屑；④红色背

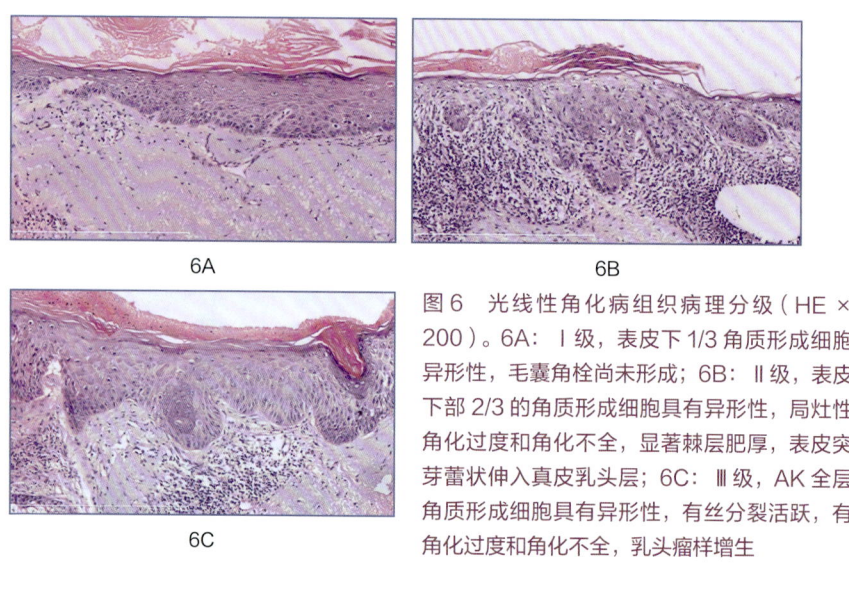

图6 光线性角化病组织病理分级（HE × 200）。6A：Ⅰ级，表皮下 1/3 角质形成细胞异形性，毛囊角栓尚未形成；6B：Ⅱ级，表皮下部 2/3 的角质形成细胞具有异形性，局灶性角化过度和角化不全，显著棘层肥厚，表皮突芽蕾状伸入真皮乳头层；6C：Ⅲ级，AK 全层角质形成细胞具有异形性，有丝分裂活跃，有角化过度和角化不全，乳头瘤样增生

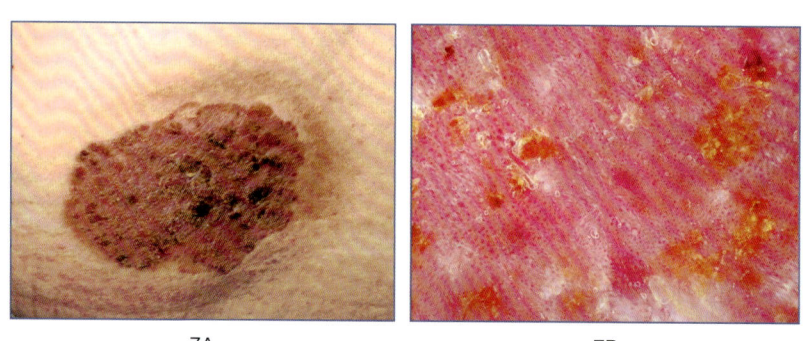

图7 鲍恩病临床及皮肤镜表现。7A：背部边界清楚的鳞屑、结痂性斑块；7B：皮肤镜下可见红色背景，黄白色鳞屑，簇集分布的点状、盘绕状（肾小球状）血管（偏振光浸润式 ×20）

景[13-14]。前三项同时存在，诊断鲍恩病的可能性达 98%[13]。需要注意的是，盘绕状血管需在高倍镜下观察，放大倍数较小时，仅显示为点状血管。

色素性鲍恩病在深色人种发病率较高，皮肤镜表现（图8）：①褐色或灰色点状、小球状结构，在皮损周围呈放射状分布时有重要意义；②无结构的均一性灰褐色色素沉着区；③粉色或肤色偏离中心的无结构区；④盘绕状

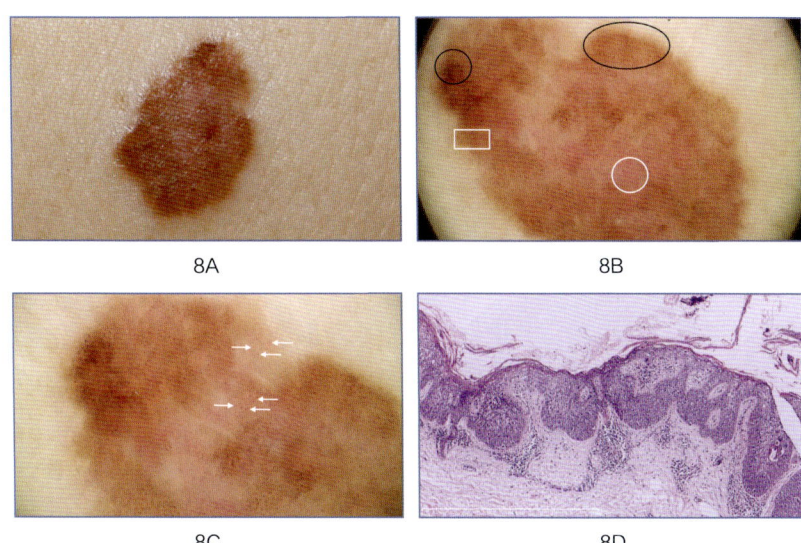

图 8 色素性鲍恩病临床及皮肤镜表现。8A：背部边界清楚的鳞屑性棕红色斑块；8B：皮肤镜下可见皮损周围褐色粗大点状或小球状结构，呈放射状分布（黑色圆和椭圆），无结构的均一性浅褐色色素沉着区（白色矩形），粉色或肤色偏离中心的无结构区（白色圆形，偏振光浸润式 × 20）；8C：除 8B 所见外，还可见盘绕状血管簇集分布（白色箭头，偏振光浸润式 × 30）；8D：组织病理可见表皮角化不全，棘层肥厚，全层细胞大小不一，排列紊乱，异形性明显，真皮浅层可见噬色素细胞，少许淋巴细胞浸润（HE × 100）

血管随机、簇集或放射状分布[15-16]。

2. 色素性鲍恩病与黑素瘤的皮肤镜鉴别诊断：临床上色素性鲍恩病可见黏着的表面鳞屑，皮肤镜下可见皮损周围呈放射状排列的褐色或青灰色点状、小球状结构，簇集分布的盘绕状血管。黑素瘤皮肤镜下褐色或青灰色点状结构常排列不规律，且常可见不规则点状、发卡状或多形性血管模式[15]。

3. 鲍恩病的皮肤镜下色素表现与组织病理的关系：①皮肤镜下褐色或青灰色点状、小球状结构对应真皮浅层簇状或弥散分布的噬色素细胞；②皮肤镜下无结构的均一性色素沉着，对应于基底细胞色素增加，显著的棘层增厚使表皮突消失，导致表皮黑素形成的正常网状结构消失[14]。

三、KA

与分化良好的 SCC 临床及病理表现类似，常表现为发病初期快速进展，数月内可自行消退。

1. 皮肤镜下表现（图 9）①中央黄白色无结构角质物；②角化鳞屑；③周围袢状、不规则线状、盘绕状血管，血管粗大，较少分支，血管周围白晕；④珍珠样结构及白晕：黄色不透明中心及周围白晕；⑤血痂[16-17]。

2. 鉴别诊断：皮肤镜无法区分 KA 和高分化结节型 SCC，但有助于两者与其他非色素结节型肿瘤鉴别，如结节型基底细胞癌可见树枝状血管，无角化表现[18]。

3. 皮肤镜表现与组织病理的关系：珍珠样结构对应于组织病理上的表皮内角珠，是 KA 和结节型 SCC 的特征性表现。

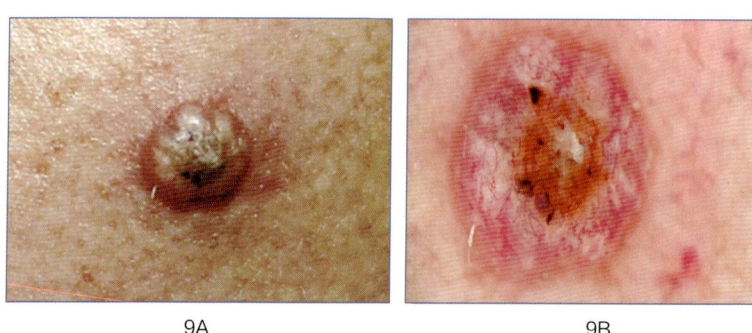

9A　　　　　　　　　　　　9B

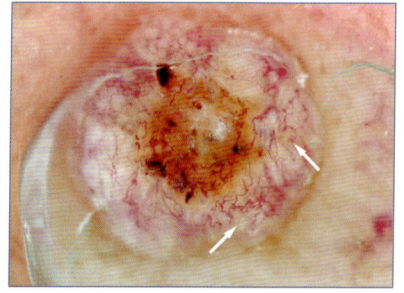

9C

图9　角化棘皮瘤临床及皮肤镜表现。9A：左颊部孤立红色半球状肿物，中央呈"火山口样"可见结痂；9B：皮肤镜下可见中央黄白色无结构角质物，血痂，白色鳞屑，周围粗大的不规则线状血管（偏振光非浸润式×30）；9C：珍珠样结构（白色箭头，偏振光浸润式×30）

四、SCC

多在原有皮损基础上，出现外生性生长的结节、斑块或肿物，需要组织病理确诊。

1. 高分化SCC：皮肤镜表现类似KA：①中央黄白色角质物；②周围袢状、不规则线状、盘绕状血管，不规则分布；③珍珠样结构[3,16]。若由AK发展而来，可见AK的表现。

2. 中分化SCC：皮肤镜下外周袢状血管和弥漫黄色至浅棕色无结构区域更常见，常伴有大溃疡，仍可见珍珠样结构（图10）[16]。

3. 低分化SCC：皮肤镜下常缺乏角化结构，表现为红色背景上大量细小线状血管、袢状血管和盘绕状血管的多形性血管模式（>50%皮损面积），偶尔可见外周白色无结构区域，是重要的诊断线索[19]。

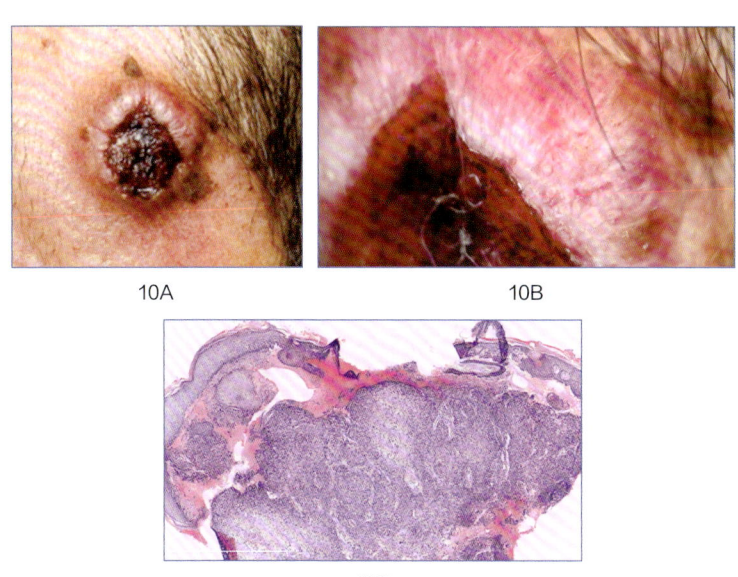

图10 鳞状细胞癌临床及皮肤镜表现。10A：左侧颞部单发直径约4 cm隆起性红色肿物，中央溃疡，可见结痂；10B：皮肤镜下肿瘤中心溃疡及血痂，周围多形性血管模式、珍珠样结构及亮白色条纹（偏振光非浸润式×20）；10C：组织病理检查示表皮和真皮内鳞状细胞团块，细胞具有异形性，核大深染，可见角化现象（HE×40）

4. 色素性 SCC：此型较罕见，皮肤镜表现：①弥漫均质性蓝色色素沉着；②不规则分布的蓝灰色颗粒；③溃疡时可见深棕色或黑色结痂。由于色素沉着，皮肤镜下常无法观察到血管结构[16]。

5. 特殊部位 SCC：①唇部 SCC，常发生于下唇，皮肤镜主要表现为鳞屑、溃疡，散在分布的细小多形性血管，红色或黄白色结构[20]；②甲 SCC，皮肤镜表现为纵行甲黑线或甲红线，不规则血管，片状出血[21]。

五、结语

鳞状细胞肿瘤的特征性皮肤镜模式与疾病进展及分期相关，可以作为临床观察的补充，协助活检定位，有助于临床初步判断，以及区别 AK、鲍恩病、KA、SCC 之间的表现。但同时需注意鳞状细胞肿瘤被视为角质形成细胞来源的同一病谱性疾病，因此，各病的皮肤镜特征有所重叠，需结合患者年龄、病史及皮损表现综合判断，考虑本组疾病时，还需进行组织病理检查以明确诊断。

参与共识编写人员名单　刘洁、王诗琪、朱晨雨、舒畅、张舒（中国医学科学院北京协和医院），邹先彪（解放军总医院第一附属医院），李航（北京大学第一医院），董慧婷（郑州大学第一附属医院），周城（北京大学人民医院），崔勇（中日友好医院），孟如松（解放军空军总医院），冉玉平（四川大学华西医院），徐峰（复旦大学附属华山医院），章星琪（中山大学附属第一医院），谢凤英（北京航空航天大学宇航学院图像处理中心）

执笔者　刘洁　王诗琪

参考文献

［1］徐晨琛，刘洁，刘跃华．皮肤镜在非色素性皮肤疾病中的应用进展［J］．中华医学杂志，2014，94（46）：3688-3690．doi: 10.3760/cma.j.issn.0376-2491.2014.46.021.

［2］刘洁．中西医结合学会皮肤性病学专业委员会皮肤影像学亚专业．红斑鳞屑性皮肤病皮肤镜诊断专家共识［J］．中国麻风皮肤病杂志，2016，32（2）：65-69．

［3］Zalaudek I, Giacomel J, Schmid K, et al. Dermatoscopy of facial actinic keratosis, intraepidermal carcinoma, and invasive squamous cell carcinoma: a progression model[J]. J Am Acad Dermatol, 2012, 66 (4): 589–597. doi: 10.1016/j.jaad.2011.02. 011.

[4] Zalaudek I, Piana S, Moscarella E, et al. Morphologic grading and treatment of facial actinic keratosis[J]. Clin Dermatol, 2014,32(1): 80–87. doi: 10.1016/j.clindermatol.2013.05.028.

[5] Huerta‐Brogeras M, Olmos O, Borbujo J, et al. Validation of dermoscopy as a real‐time noninvasive diagnostic imaging technique for actinic keratosis[J]. Arch Dermatol, 2012,148(10): 1159–1164. doi: 10.1001/archdermatol.2012.1060.

[6] Cuellar F, Vilalta A, Puig S, et al. New dermoscopic pattern in actinic keratosis and related conditions[J]. Arch Dermatol, 2009, 145(6):732. doi: 10.1001/archdermatol.2009.86.

[7] Haspeslagh M, Noë M, De Wispelaere I, et al. Rosettes and other white shiny structures in polarized dermoscopy: histological correlate and optical explanation[J]. J Eur Acad Dermatol Venereol, 2016,30(2): 311–313. doi: 10.1111/jdv.13080.

[8] Ciudad C, Avilés JA, Suárez R, et al. Diagnostic utility of dermo-scopy in pigmented actinic keratosis[J]. Actas Dermosifiliogr,2011,102(8):623–626. doi: 10.1016/j.ad.2010.11.005.

[9] Inui S, Itami S, Murakami M, et al. Dermoscopy of discoid lupus erythematosus: report of two cases[J]. J Dermatol, 2014,41(8): 756–757. doi: 10.1111/1346–8138.12547.

[10] Lallas A, Apalla Z, Argenziano G, et al. Clues for differentiating discoid lupus erythematosus from actinic keratosis[J]. J Am Acad Dermatol, 2013,69(1): e5–6. doi: 10.1016/j.jaad.2013.01. 041.

[11] Giacomel J, Lallas A, Argenziano G, et al. Dermoscopic "sig-nature" pattern of pigmented and nonpigmented facial actinic keratoses[J]. J Am Acad Dermatol, 2015,72(2):e57–e59. doi: 10.1016/j.jaad.2014.10.043.

[12] Lallas A, Tschandl P, Kyrgidis A, et al. Dermoscopic clues to differentiate facial lentigo maligna from pigmented actinic keratosis[J]. Br J Dermatol, 2016,174(5):1079–1085. doi: 10.1111/bjd.14355.

[13] Pan Y, Chamberlain AJ, Bailey M, et al. Dermatoscopy aids in the diagnosis of the solitary red scaly patch or plaque-features distinguishing superficial basal cell carcinoma, intraepidermal carcinoma, and psoriasis[J]. J Am Acad Dermatol, 2008,59(2): 268–274. doi: 10.1016/j.jaad.2008.05.013.

[14] Payapvipapong K, Tanaka M. Dermoscopic classification of Bowen's disease[J]. Australas J Dermatol, 2015,56(1):32–35. doi: 10.1111/ajd.12200.

[15] Mota AN, Piñeiro-Maceira J, Alves MF, et al. Pigmented Bowen's disease[J]. An Bras Dermatol, 2014,89(5): 825–827.

[16] Zalaudek I, Argenziano G. Dermoscopy of actinic keratosis, intrae-pidermal carcinoma and squamous cell carcinoma[J]. Curr Probl Dermatol, 2015,46(46):70–76. doi: 10.1159/000366539.

[17] Kuonen F, Durack A, Gaide O. Clues in DeRmoscopy: dermo-scopy of keratoacanthoma[J]. Eur J Dermatol, 2016,26(4): 419–420. doi: 10.1684/ejd.2016.2842.
[18] Lin MJ, Pan Y, Jalilian C, et al. Dermoscopic characteristics of nodular squamous cell carcinoma and keratoacanthoma[J]. Dermatol Pract Concept, 2014,4(2): 9–15. doi: 10.5826/dpc.0402a02.
[19] Lallas A, Pyne J, Kyrgidis A, et al. The clinical and dermoscopic features of invasive cutaneous squamous cell carcinoma depend on the histopathological grade of differentiation [J]. Br J Dermatol, 2015,172(5): 1308–1315. doi: 10.1111/bjd.13510.
[20] Benati E, Persechino F, Piana S, et al. Dermoscopic features of squamous cell carcinoma on the lips[J]. Br J Dermatol, 2016.doi: 10.1111/bjd.15274.
[21] Dika E, Fanti PA, Patrizi A, et al. Mohs surgery for squamous cell carcinoma of the nail unit: 10 years of experience[J]. Dermatol Surg,2015,41(9): 1015–1019.doi:10.1097/DSS.0000000000000452.

鳞状细胞肿瘤的皮肤镜特征（图 18-1、图 18-2）

- 球状/盘绕状血管（局灶、弥漫、线状）。
- 白色环。
- 棕色环。
- 玫瑰花瓣征（偏振光）。
- 棕色点，线状放射状分布。
- 黄色鳞屑（质地粗糙）。
- 草莓征。
- 发夹样血管，白色晕，多形性血管。

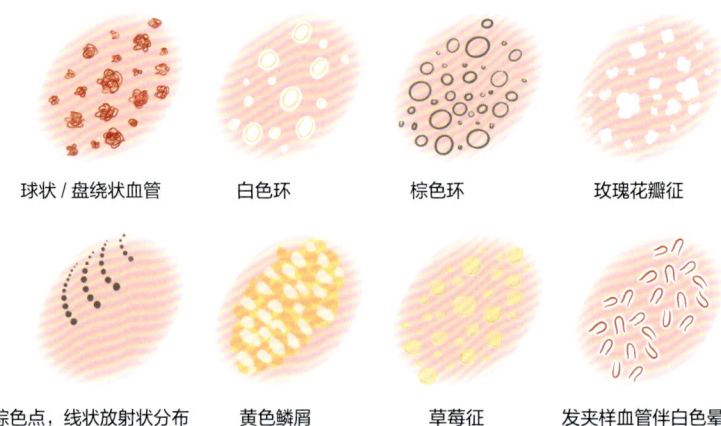

图 18-1　鳞状细胞肿瘤的皮肤镜特征模式图

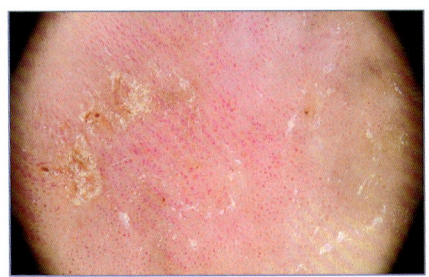

图 18-2　鳞状细胞肿瘤的皮肤镜特征

血管的形态（描述性/隐喻性术语）（图 18-3）

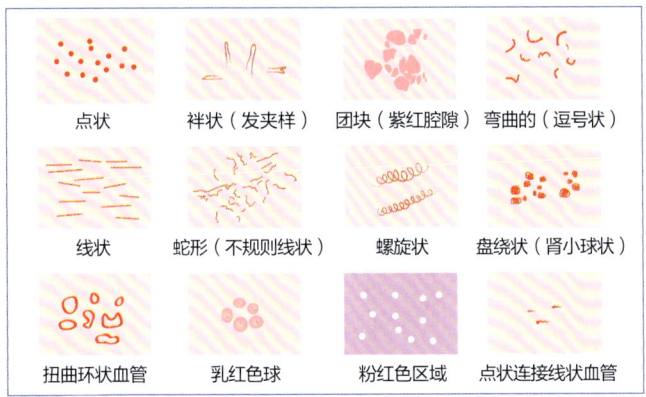

图 18-3　血管的形态模式图（描述性/隐喻性术语）

血管分布（描述性/隐喻性术语）（图 18-4，图 18-5）

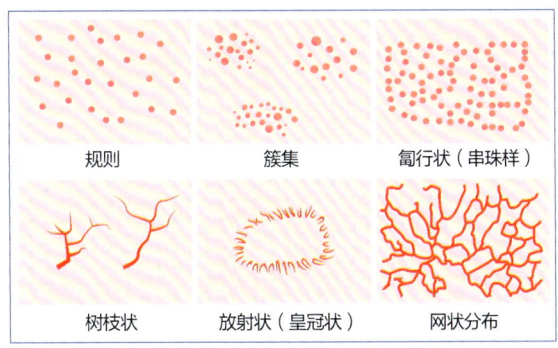

图 18-4　血管分布模式图（描述性/隐喻性术语）

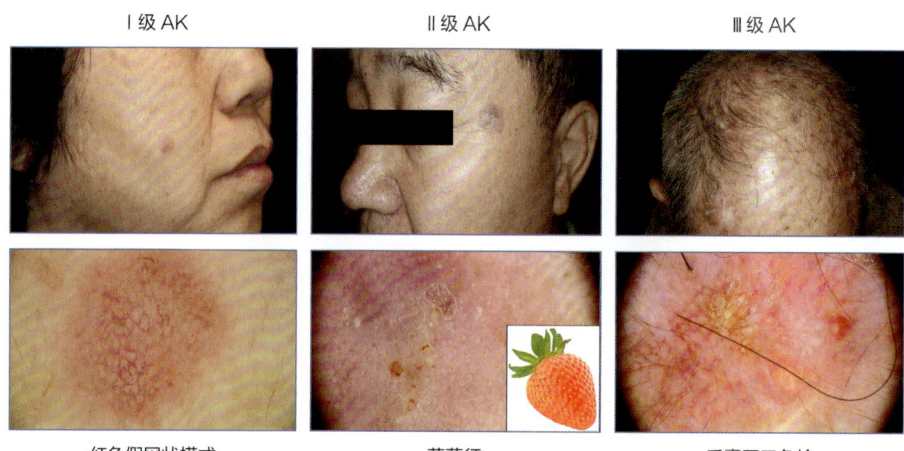

图 18-5　光线性角化病（AK）的临床和皮肤镜表现

鲍恩病（BD）（图 18-6）

- 盘绕状血管。
- 簇集分布。
- 黄白色鳞屑。
- 红色背景。

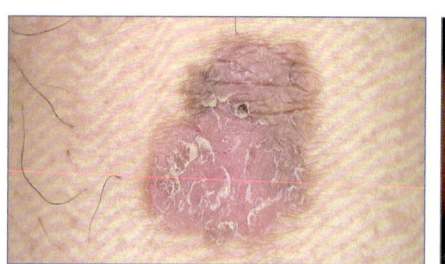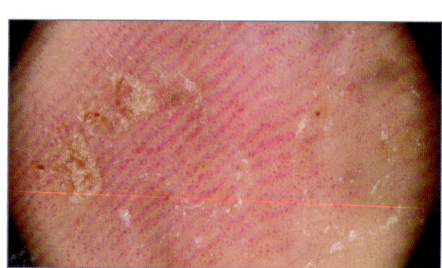

图 18-6　鲍恩病的临床和皮肤镜表现

角化棘皮瘤（KA）（图 18-7）

- 中央黄白色无结构角质物。
- 角化鳞屑。

- 周围袢状、不规则线状、血管周围可见白晕。
- 珍珠样结构及白晕。
- 血痂。

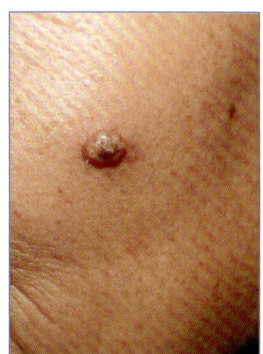
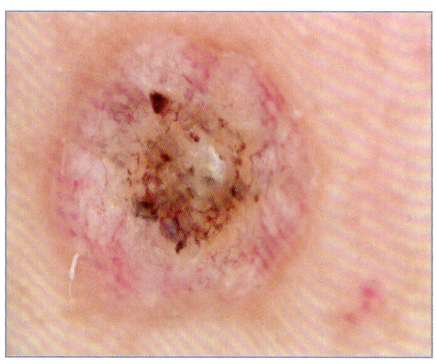

图 18-7　角化棘皮瘤的临床和皮肤镜表现

鳞状细胞癌（SCC）

- **高分化** SCC：① 类似 KA；② 中央黄白色角质物；③ 周围袢状、不规则线状、盘绕状血管、不规则分布；④ 珍珠样结构。
- **中分化** SCC：① 外周袢状血管和弥漫黄色至浅棕色无结构区域更常见；② 常伴有大溃疡；③ 仍可见珍珠样结构。
- **低分化** SCC：① 常常缺乏角化表现；② 表现为明显的红斑，多形性血管模式（> 50% 皮损面积）；③ 偶尔可见外周白色无结构区域，是重要的诊断线索。

AK、原位 SCC、微侵袭性 SCC 和侵袭性 SCC 的皮肤镜进展模式图（图 18-8）

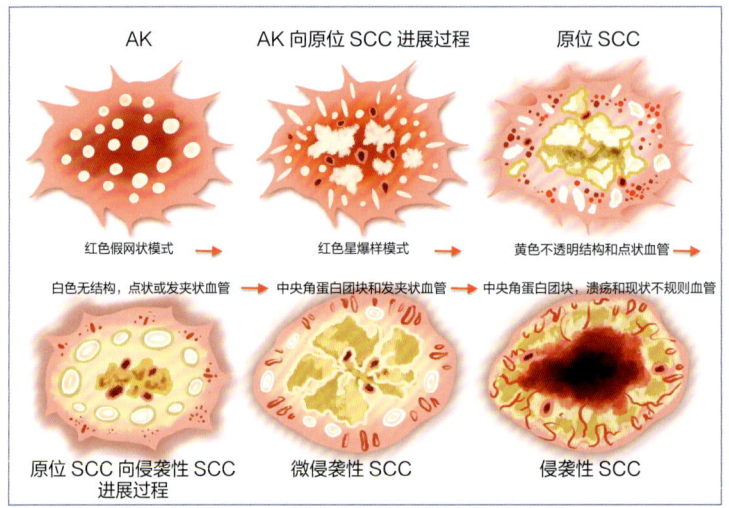

图 18-8　AK、表皮内 SCC、微侵袭性 SCC 和侵袭性 SCC 的皮肤镜进展模式图

AK、原位 SCC、微侵袭性 SCC 和侵袭性 SCC 的皮肤镜表现（图 18-9）

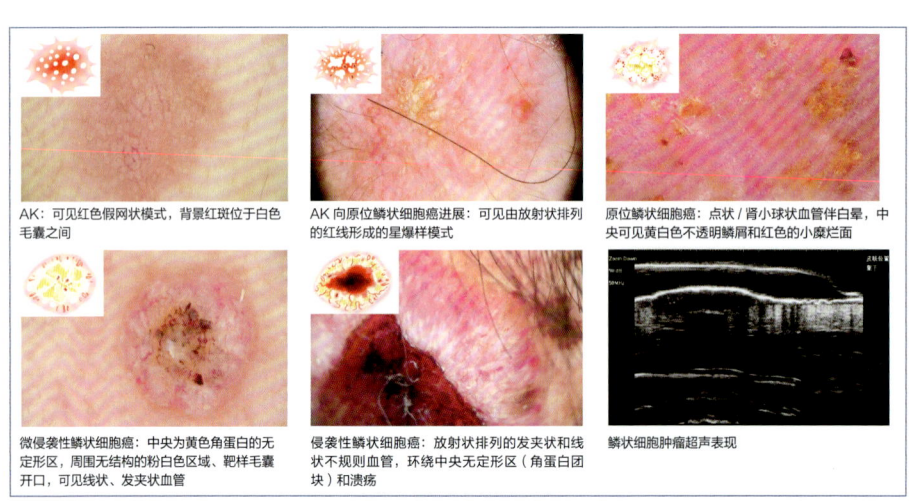

图 18-9　AK、原位 SCC、微侵袭性 SCC 和侵袭性 SCC 的皮肤镜表现

小结

- 鳞状细胞肿瘤的特征性皮肤镜模式与疾病进展及分期相关。
- 皮肤镜可以作为临床观察的补充，协助活检定位，有助于临床初步判断，以及区分 AK、鲍恩病、KA 和 SCC。
- 鳞状细胞肿瘤被视为角质形成细胞来源的同一病谱性疾病，因此，各病的皮肤镜特征有所重叠。
- 需结合患者年龄、病史及皮损表现综合判断，考虑本组疾病时，还需进行组织病理检查以明确诊断。

第19讲 皮肤镜术语共识

扫码观看视频

肿瘤性皮肤病术语——首个皮肤镜术语国际共识
（图19-1~图19-3）

- 皮肤镜大量新术语出现
- 专家都很难熟悉和掌握所有术语
- 给交流带来困难
- 存在隐喻性和描述性两类术语
- 可参阅：中国医疗保健国际交流促进会皮肤科分会皮肤影像学组，中华医学会皮肤性病学分会皮肤病数字化诊断亚学组，中国医师协会皮肤科医师分会皮肤外科亚专业委员会，等.《皮肤镜术语规范：第三次国际皮肤镜协会会议共识》解读[J]. 中华皮肤科杂志，2017，50（4）：299-304.

图 19-1 《皮肤镜术语规范：第三次国际皮肤镜协会会议共识》解读

- 可参阅：中国医师协会皮肤科医师分会，中国医疗保健国际交流促进会皮肤科分会，中国中西医结合学会皮肤性病专业委员会，等. 皮肤镜诊断规范用语及硬件参数专家共识（2017）[J]. 中华皮肤科杂志，2017，50（7）：472–477.

472　中华皮肤科杂志2017年7月第50卷第7期　Chin J Dermatol, July 2017, Vol. 50, No. 7

·指南与共识·

皮肤镜诊断规范用语及硬件参数专家共识(2017)

中国医师协会皮肤科医师分会　中国医疗保健国际交流促进会皮肤科分会　中国中西医结合学会皮肤性病专业委员会　中国医学装备协会皮肤病与皮肤美容分会

通信作者：李航，Email：drlihang@126.com

DOI：10.3760/cma.j.issn.0412-4030.2017.07.002

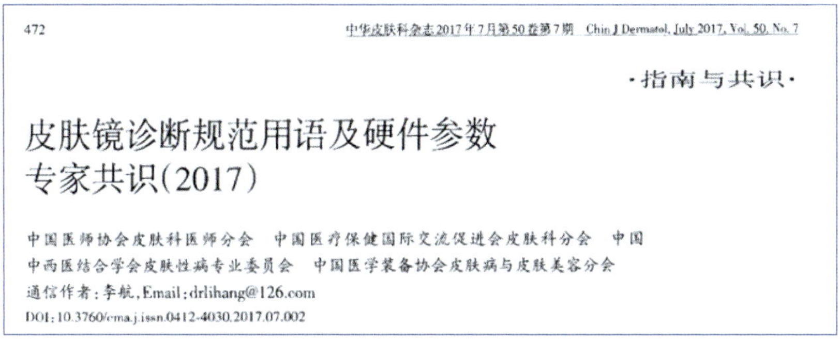

图 19-2　皮肤镜诊断规范用语及硬件参数专家共识（2017）

- 可参阅：Kittler H, Marghoob AA, Argenziano G, et al. Standardization of terminology in dermoscopy/dermatoscopy: Results of the third consensus conference of the International Society of Dermoscopy. J Am Acad Dermatol, 2016; 74(6): 1093–1106.

ORIGINAL ARTICLE

Standardization of terminology in dermoscopy/dermatoscopy: Results of the third consensus conference of the International Society of Dermoscopy

Harald Kittler, MD,[a] Ashfaq A. Marghoob, MD,[b] Giuseppe Argenziano, MD,[c] Cristina Carrera, MD,[d] Clara Curiel-Lewandrowski, MD,[e] Rainer Hofmann-Wellenhof, MD,[f] Josep Malvehy, MD,[d] Scott Menzies, MBBS,[g] Susana Puig, MD,[d] Harold Rabinovitz, MD,[h] Wilhelm Stolz, MD,[i] Toshiaki Saida, MD,[j] H. Peter Soyer, MD,[k] Eliot Siegel, MD,[l] William V. Stoecker, MD,[m] Alon Scope, MD,[b,n] Masaru Tanaka, MD,[o] Luc Thomas, MD,[p] Philipp Tschandl, MD,[a] Iris Zalaudek, MD,[f] and Allan Halpern, MD[b]

Vienna and Graz, Austria; New York, New York; Reggio Emilia, Italy; Barcelona, Spain; Tucson, Arizona; Camperdown and Brisbane, Australia; Plantation, Florida; Munich, Germany; Matsumoto, Japan; Baltimore, Maryland; Columbia, Missouri; Tel Aviv, Israel; Tokyo, Japan; and Lyon, France

Background: Evolving dermoscopic terminology motivated us to initiate a new consensus.

Objective: We sought to establish a dictionary of standardized terms.

Methods: We reviewed the medical literature, conducted a survey, and convened a discussion among experts.

Results: Two competitive terminologies exist, a more metaphoric terminology that includes numerous

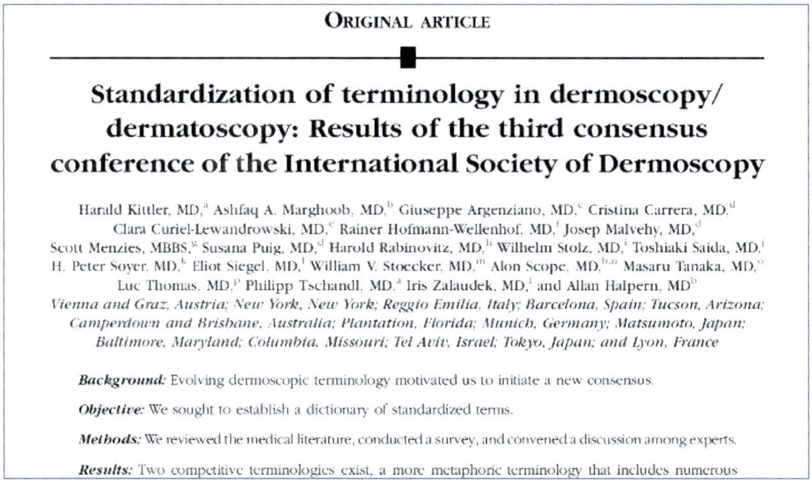

图 19-3　皮肤镜术语规范：第三次国际皮肤镜协会会议共识

隐喻性术语

- 如星爆状模式（图19-4）、叶状区域（图19-5），这类术语形象、优雅而且便于记忆，有助于初学者学习和掌握，但数量众多（62个），且存在一些比喻不当的词汇，给学习和交流带来困难。

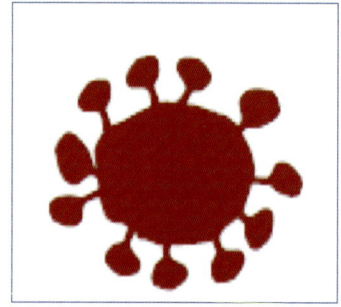 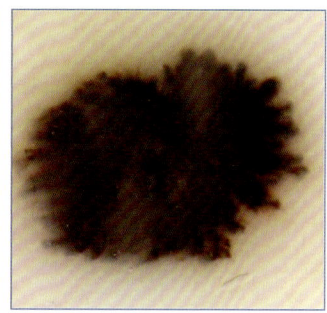

图19-4　星爆状模式——Reed痣

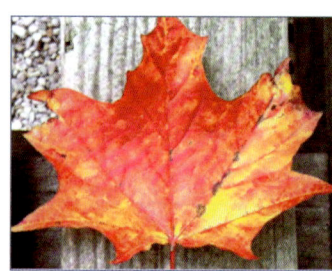 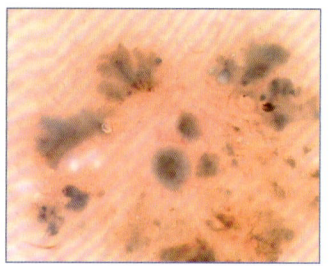

图19-5　叶状区域——基底细胞癌

描述性术语

- 5个基本元素构成——"线""点""团块""环"和"伪足"。如果缺少这5项中任意一项，则称"无结构"。这5个元素，加上颜色，必要时再加上空间分布，足以描述即使较为复杂的皮肤镜下结构（图19-6）。

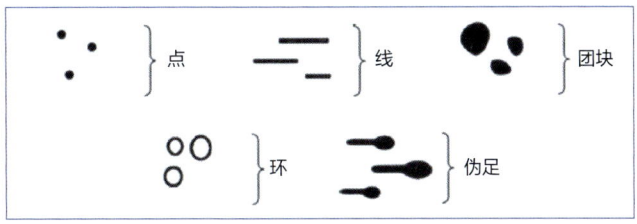

图 19-6　5 个基本元素

- 缺点是某些能被隐喻性术语很好诠释的复杂结构，在描述性术语的表达上会变得更长更累赘。

肿瘤性皮肤病术语词典（表 19-1）

- 明确定义隐喻性术语。
- 隐喻性术语及描述性术语对照使用。
- 应优先使用现有的术语。
- 隐喻性术语中最恰当的词替代同义词。

表 19-1　描述性术语及其对应隐喻性术语参照词表

描述性术语	隐喻性术语	定义
网状线 Lines, reticular	色素网 Pigment network	互相连接的色素性线条围绕色素较浅的孔洞，构成网状结构
网状粗线 Lines, reticular and thick	粗大网 Broadened network	较粗的网格线
网状细线 Lines, reticular and thin	纤细网 Delicate network	浅棕色纤细的网格线
粗的或颜色不一的网状线 Lines, reticular and thick or reticular lines that vary in color	不典型色素网 Atypical pigment network	网状结构的颜色、粗细、网眼大小差异增大，分布不均匀

续表

描述性术语	隐喻性术语	定义
白色网状线 Lines, reticular, white	白色网 White network	均匀的白色条纹组成网状结构
棕色团块周围色素减退的网状线 Lines, reticular, hypopigmented, around brown clods	非色素性网（原同义词：反向色素网，色素脱失性网）Negative pigment network（former synonyms: inverse network, reticular depigmentation）	匍行性色素减退性宽线条互相连接，包绕拉伸的、无棱角的球状结构
分支状线 Lines, branched	树枝状条纹 Branched streaks	树枝状或增宽的网格出现断的线条或不完整的连接
放射状线（总在周边）Lines, radial（always at periphery）	（辐射状）条纹 Streaks	皮损边缘线条辐射状向外扩张
与皮损边缘连接的球根状结构 Bulbous, linked at the lesion edge	伪足 Pseudopods	直接与网格结构或肿瘤边缘相连的球根状或纠缠的结构
平行弯曲的棕色细线 Lines, brown, curved, parallel, thin	指纹征 Fingerprinting	浅棕色细曲线，常由小的细回形结构形成，不形成网状，倾向于形成线状
穿过皮嵴的平行短线（掌跖皮肤）Lines, parallel, short, crossing ridges（volar skin）	纤维样模式 Fibrillar pattern	长度相近的线状纤维状色素性线条，一端位于皮沟，以相同的角度穿过皮嵴
皮嵴上的平行粗线（掌跖皮肤）Lines, parallel, thick, on the ridges（volar skin）	皮嵴平行嵴模式 Parallel ridge pattern	掌跖区域色素形成线条，平行排列，弥散，不规则，分布在皮嵴/浅嵴处（皮纹中凸起处）
位于皮沟并穿过皮嵴的平行细线（掌跖皮肤）Lines, parallel, thin, in the furrows and crossing the ridges（volar skin）	网格样模式 Latticelike pattern	掌跖区域色素形成细线条，平行排列在皮沟处/浅沟处（皮纹中的内陷处），并有垂直穿过皮嵴的线条

续表

描述性术语	隐喻性术语	定义
皮沟中的平行细线（掌跖皮肤）Lines, parallel, thin, in the furrows（volar skin）	皮沟平行模式（Parallel furrows pattern），包括典型皮沟平行模式（Typical parallel furrows pattern）、皮沟平行模式双平行线变异型（Parallel furrows pattern double line variation）、皮沟平行模式单虚线变异型（Parallel furrows pattern single dotted line variation）和皮沟平行模式双虚线变异型（Parallel furrows pattern double dotted line variation）	掌跖区域色素形成实线或虚线，纤细，平行排列在皮沟处（皮纹中的浅沟或内陷处）；有时表现为皮沟两旁的平行双线
圆形或卵圆形小团块 Clods, small, round or oval	小球 Globules	球状、圆形或椭圆形结构
周围分布的棕色团块 Clods, brown, circumferential	环状排列棕色球 Rim of brown globules	分布在皮损周围的球状结构
棕色或皮色多边形大团块 Clods, brown or skin colored, large and polygonal	鹅卵石样模式 Cobblestone pattern	均匀分布于整个皮损的多角形球状结构
灰点 Dots, gray	胡椒粉（样）Peppering	灰蓝色细小点状结构
灰点和灰环 Dots, gray and circles, gray	环状颗粒模式 Annular-granular pattern	环绕毛囊口（包括附属器开口）排列的点状和无结构区
中心棕色小点（位于色素网线之间色素减退区的中央）Dots, brown, central（in the center of hypopigmented spaces between reticular lines）	靶心样点 Targetoid dots	分布于皮损中部的点状结构
同心圆 Circles, concentric	同心圆 Circle within a circle	细线状同心环
不完整的圆环 Circles, incomplete	非对称性色素性毛囊开口 Asymmetric pigmented follicular openings	环绕毛囊开口的不规则或不完整的色素带或曲线形（月牙形）色素带

续表

描述性术语	隐喻性术语	定义
周围伪足或周围放射状线 Pseudopods, circumferential or lines, radial, circumferential	星爆样模式 Starburst pattern	整个皮损周围的球状结构、伪足和（或）条纹状结构
棕色或黑色无结构区 Structureless zone, brown or black	污斑 Blotch	暗色无结构区域
蓝色无结构区 Structureless zone, blue	蓝白幕 Blue-whitish veil	蓝色形状不规则的污斑，上有白色毛玻璃样混浊感
粉色无结构区 Structureless zone, pink	乳红色区 Milky-red areas	乳白色或粉红色无结构区（草莓和冰淇淋样），出现充血性潮红，但没有特异性可分辨的血管
白色无结构区 Structureless zone, white	瘢痕样色素脱失 Scarlike depigmentation	较周围正常外观皮肤更白（真正的瘢痕）的白色区域，需要与单纯的缺少色素导致的色素减退和色素脱失鉴别；白色无结构区（退行区）内亮白色结构和血管均不可见
任意颜色无结构区 Structureless, any color	均质模式 Homogenous pattern	缺乏任何确定的色素性结构的无结构模式
棕色无结构区，其间有毛囊口（面部皮肤）Structureless, brown, interrupted by follicular openings（facial skin）	假网状（结构）Pseudonetwork	无结构区域中出现非色素性毛囊开口
锐利的圆齿状边缘 Sharply demarcated, scalloped border	虫蚀样边缘 Moth-eaten border	边缘出现凹陷或缺损

本表经授权引自：中国医师协会皮肤科医师分会，中国医疗保健国际交流促进会皮肤科分会，中国中西医结合学会皮肤性病专业委员会，等. 皮肤镜诊断规范用语及硬件参数专家共识（2017）[J]. 中华皮肤科杂志，2017，50（7）：472-477.

非肿瘤性皮肤病术语（图 19-7）

- 采用改进的 Delphi 法。
- 基于系统性文献回顾和专家组讨论。
- 可参阅：Errichetti E, Zalaudek I, Kittler H, et al. Standardization of dermoscopic terminology and basic dermoscopic parameters to evaluate in general dermatology (non-neoplastic dermatoses): an expert consensus on behalf of the International Dermoscopy Society. Br J Dermatol, 2020, 182(2): 454-467.

  刘洁，邹先彪.《皮肤科学（非肿瘤性皮肤病）中皮肤镜术语和基本参数的标准化：国际皮肤镜协会专家共识》解读 [J]. 中华皮肤科杂志，2020，53（6）：409-414.

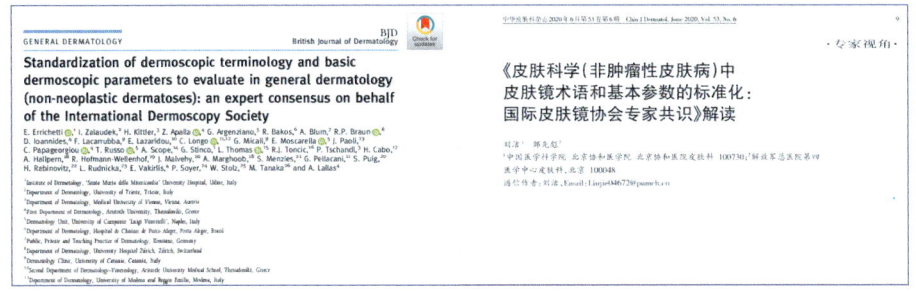

图 19-7　非肿瘤性皮肤病术语相关文献

术语及参数

- 共识确定了 5 个标准化基本参数及 31 个子项，包括：① 血管（形态和分布）；② 鳞屑（颜色和分布）；③ 毛囊改变；④ 其他结构（颜色和形态）；⑤ 特异线索。
- 总结了它们的曾用名、组织病理学对应关系和主要涉及的疾病。
- 建议首先使用非浸润皮肤镜。

血管形态(图 19-8)

- 点状血管,常见于银屑病。
- 线状[无弯曲和(或)分支],见于蕈样肉芽肿。
- 分支状,见于类脂质渐进性坏死。
- 线状弯曲,见于浆细胞性龟头炎。

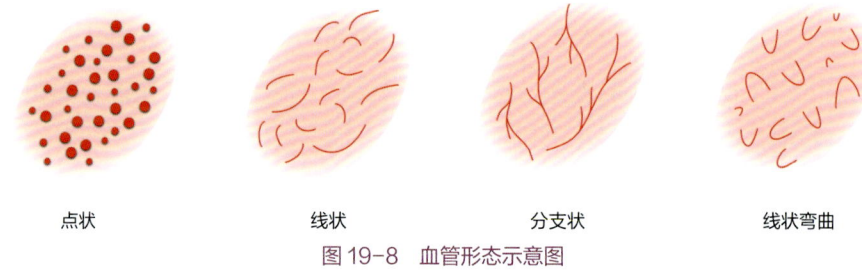

点状　　　线状　　　分支状　　　线状弯曲

图 19-8　血管形态示意图

点状血管(图 19-9)

- 包括任何大小的圆形血管,不区分点状、球状或肾小球样血管,因为大多数炎症性疾病可能表现为大小不一的点状血管。点状血管的大小对低倍镜下的观察描述没有诊断价值。

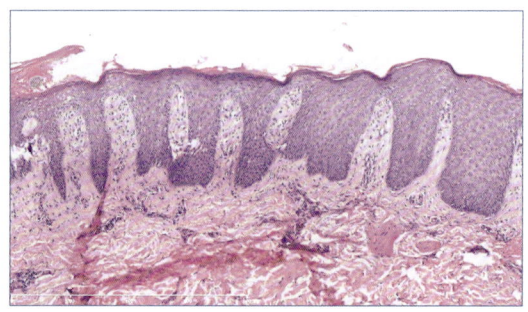

图 19-9　点状血管对应的真皮乳头血管扩张

- 组织学：点状血管与真皮乳头层中垂直排列的扩张血管的顶端相对应。
- 最初被描述为银屑病的典型表现，后续的研究发现点状血管亦可在许多其他炎症性皮肤病中出现，如皮炎、扁平苔藓、玫瑰糠疹和汗孔角化症。
- 点状血管是非肿瘤性皮肤病最常见的血管形态类型。

线状、分支状和线状弯曲血管

- **线状血管**：在组织学上与和皮肤表面平行的扩张的真皮血管相对应。蕈样肉芽肿、玫瑰痤疮、扁平苔藓、盘状红斑狼疮等均可见线状血管。亦可见于任何原因引起的表皮萎缩，如长期暴露于阳光或糖皮质激素使用不当。
- **分支状血管**：在皮肤肿瘤中很常见，是基底细胞癌的皮肤镜特征。在非肿瘤性皮肤病中，主要见于肉芽肿性病变和盘状红斑狼疮。
- **线状弯曲血管**：包括逗点状、杯状、发夹样和线形螺旋状（表现为围绕中心轴的多个曲线）血管。组织学上，线状弯曲血管通常对应盘绕的真皮血管，这种血管可见于多种炎症性皮肤病，如浆细胞性龟头炎、肉芽肿性疾病、蕈样肉芽肿等。

血管分布（图 19-10）

- **均匀**：血管结构均匀一致分布，见于银屑病、慢性单纯性苔藓。
- **簇集**：血管聚集成群，见于皮炎。
- **外周**：血管主要分布于病变周围，见于盘状红斑狼疮。
- **网状**：网状排列的血管结构，见于玫瑰痤疮。
- **非特异**：血管结构随机排列。

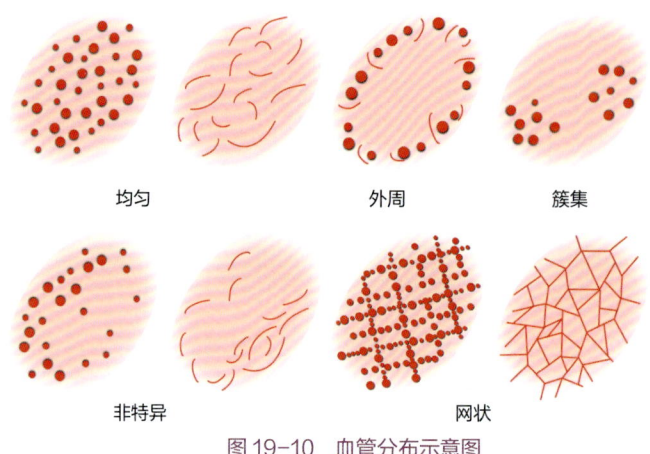

图 19-10 血管分布示意图

鳞屑颜色（图 19-11）

- 白色：角化过度伴角化不全为特征，无渗出，常见于毛发红糠疹。
- 黄色：分泌物或渗出的血清与角质混合形成，见于寻常型天疱疮。
- 褐色：角蛋白与外源性或内源性色素混合而成，见于皮肤垢着病。

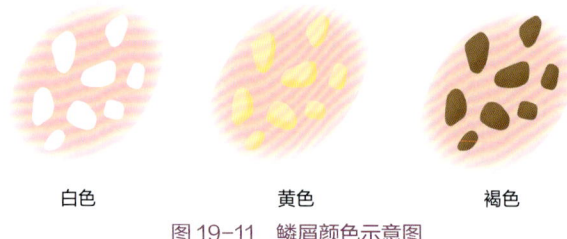

图 19-11 鳞屑颜色示意图

鳞屑分布（图 19-12）

- 弥漫：覆盖整个皮损表面的鳞屑，见于银屑病。
- 中央：鳞屑主要位于皮损中心，见于盘状红斑狼疮。

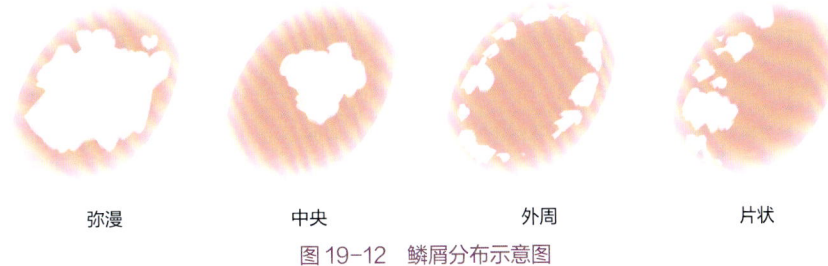

| 弥漫 | 中央 | 外周 | 片状 |

图 19-12　鳞屑分布示意图

- 外周：鳞屑主要分布在外周，见于玫瑰糠疹。
- 片状：鳞屑随机且不对称分布，见于皮炎。

毛囊改变（图 19-13）

- 毛囊角栓：毛囊角化过度，见于硬化性萎缩性苔藓。
- 毛囊红点：毛囊周围存在炎症，见于毛囊黏蛋白病。
- 毛周白晕：毛囊周围纤维化、表皮增生或毛囊周围色素脱失，见于盘状红斑狼疮。
- 毛囊周围色素沉着，见于白癜风。

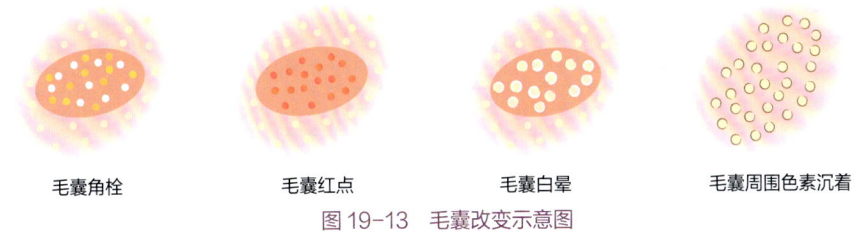

| 毛囊角栓 | 毛囊红点 | 毛囊白晕 | 毛囊周围色素沉着 |

图 19-13　毛囊改变示意图

其他结构

- 颜色：共选出 7 种不同颜色，即白色、褐色、灰色、蓝色、橙色、黄色和紫色，每一种都对应于特异的组织学表现。颜色可能是某种特异疾病的主要特征，例如，肉芽肿性皮肤病的典型特征是橙色，它反映了真皮中存在致密细胞浸润（即"团块效应"）。
- 形态：可以确定有4种形态类型，即无结构区、点/球状、线状（可能是平行的、网状的、垂直的、成角的或不规则排列的）和环形。值得注意的是，无结构区可能是弥漫的（导致背景相对均匀）或者没有特异形状的灶状彩色区域，且没有任何可识别的结构。

其他形态（图19-14）

- 无结构区，如黄瘤病的弥漫亮黄色无结构区。
- 点/球状，如色素性扁平苔藓的棕色点。
- 线状，如色素性荨麻疹的棕色线形成网状结构。
- 环形，如褐黄病的褐灰色及褐蓝色环。

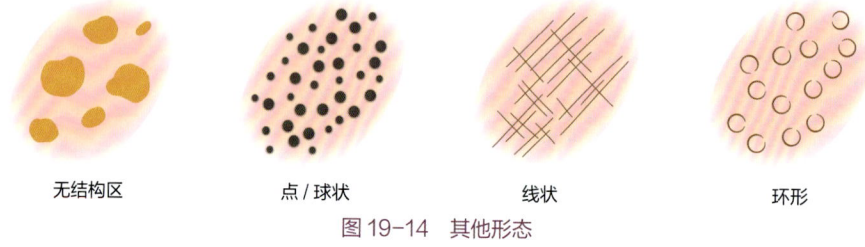

图19-14 其他形态

特异线索（图19-15）

- 扁平苔藓的Wickham纹：颗粒层增厚。
- 汗孔角化症双游离缘的周围角化结构：圆锥状板层。
- 疥疮中的"喷气机尾迹"：疥螨的前部及其隧道。

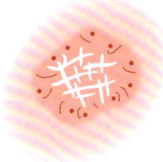
Wickham 纹

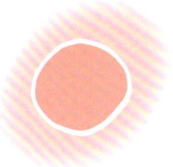
周围角化结构

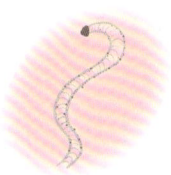
"喷气机尾迹"

图 19-15　特异线索

非肿瘤性皮肤病术语及参数使用要点

- 观察皮损大部分区域可见的结构和优势结构。
- 每一种非肿瘤性皮肤病通常都有 1～2 个主要的诊断标准。
- 术语参数在不同疾病中有更多细节特征（例如，结节病和盘状红斑狼疮均可存在分支状血管，但前者血管较为集中，由于真皮致密的细胞浸润将血管推向皮肤表面，因此显得更为清晰）。

小结

- 皮肤镜术语是不断发展的语言体系。
- 目前国内外已有肿瘤性及非肿瘤性皮肤病皮肤镜术语。
- 临床工作、撰写文章及学术交流中尽量使用标准化语言。
- 甲、黏膜和毛发等疾病标准化术语尚未发表。

第20讲 国际皮肤镜协会首届线上会议精粹：炎症镜应用的基本原则

扫码观看视频

2020 国际皮肤镜协会（IDS）首届线上会议（图 20-1）

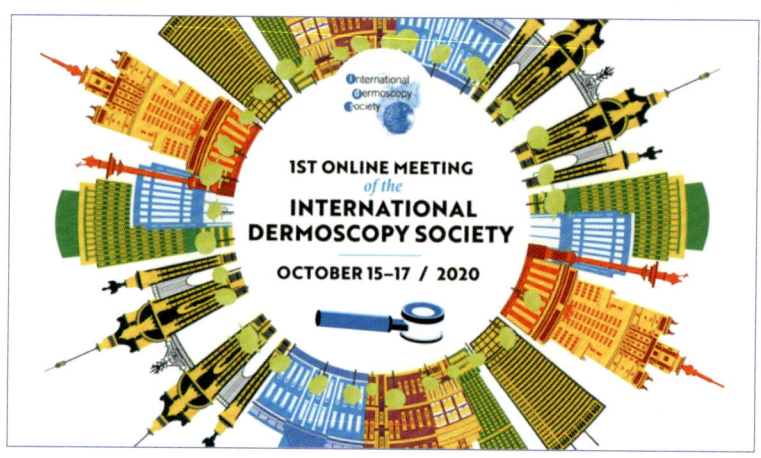

图 20-1　IDS 首届线上会议

IDS 大会上，世界各地皮肤镜领域专家会对皮肤镜应用进展进行分享和演讲，本章中将会对其中一个重要的讲题，即"炎症镜（inflammoscopy）应用的基本原则"进行内容总结和提炼，使读者方便掌握。

请读者思考：肿瘤与炎症性疾病中皮肤镜应用的差别是什么？

皮肤肿瘤临床表现为色素性或低/无色素性肿物，皮肤镜表现丰富，且应用皮肤镜能够较为容易地观察到辅助鉴别各类皮肤肿瘤相对特异的特征（如图 20-2 所示的浅表型基底细胞癌病例，未提供临床图像，但根据图 20-2 皮肤镜下的表现仍能够做出浅表型基底细胞癌的疑诊考虑），但应用炎症镜要紧密结合临床表现。如图 20-3 的皮肤镜图像，与图 20-5 的皮肤镜图像极为相似，并不能精确地定位到某种炎症性疾病，此时必须紧密结合皮损的临床表现（图 20-4）才能准确地做出银屑病的诊断考虑，而图 20-6 实际为鲍恩病，足以看出紧密结合临床表现对炎症性疾病皮肤镜应用的重要性。

浅表型基底细胞癌（图 20-2）

① 轮辐样区域；② 叶状区域；③ 乳红色小球；④ 亮白色条纹。

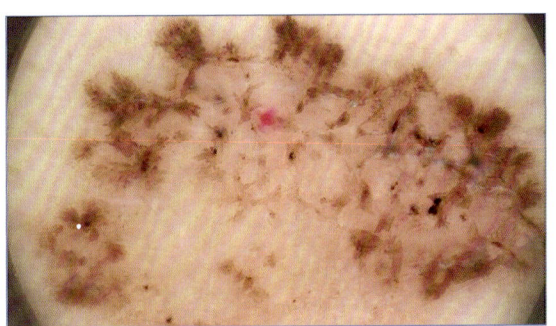

图 20-2　浅表型基底细胞癌皮肤镜表现

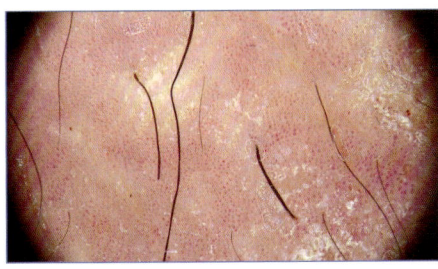

图 20-3　银屑病皮肤镜表现

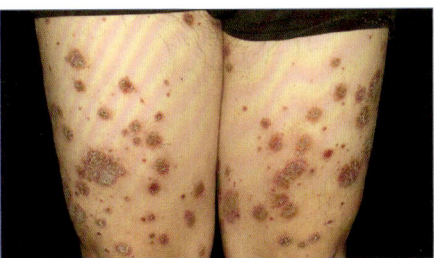

图 20-4　银屑病

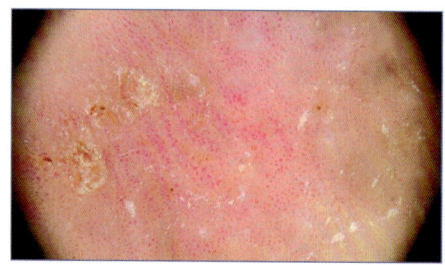

图 20-5　鲍恩病皮肤镜表现

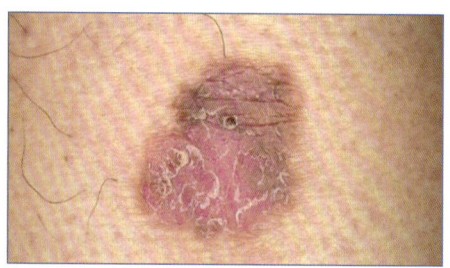

图 20-6　鲍恩病临床表现

炎症镜应用原则

情境 1 　当诊断很明确时：使用皮肤镜，可以对自己的皮肤镜应用水平进行训练。如图 20-7 所示的银屑病、图 20-9 所示的湿疹和图 20-11 所示的痤疮，临床表现已足够典型，但此时依然可以使用皮肤镜，在对自己进行实践训练（图 20-8、图 20-10、图 20-12）。

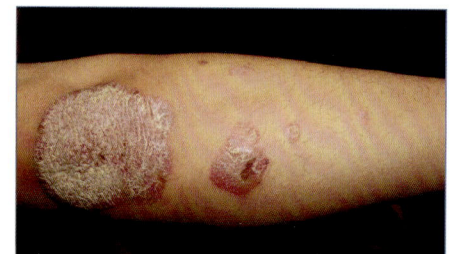

图 20-7　银屑病

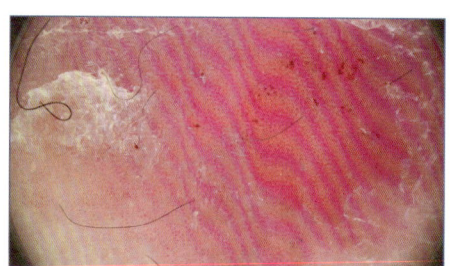

图 20-8　银屑病皮肤镜表现

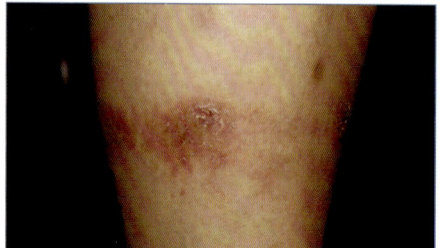

图 20-9　湿疹

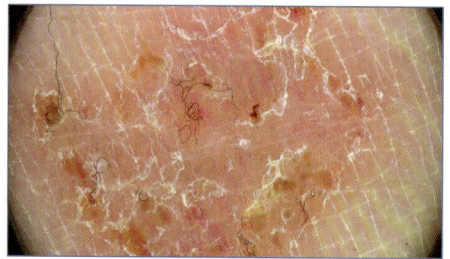

图 20-10　湿疹皮肤镜表现

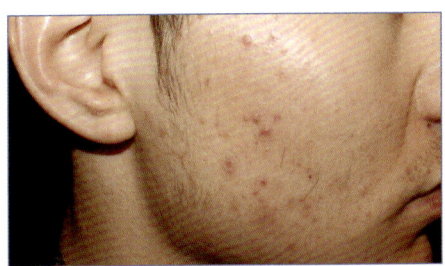 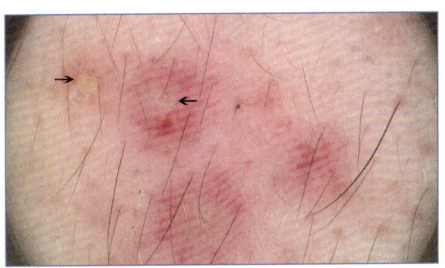

图 20-11 痤疮　　　　　　　　　　图 20-12 痤疮皮肤镜表现

情境 2　当诊断可能性比较大时： 使用皮肤镜帮助明确诊断，减少不必要的活检。如图 20-13 和图 20-15 所示的扁平苔藓，我们根据临床表现不难考虑到扁平苔藓，但仍不能除外很多其他皮肤疾病的鉴别诊断。由于扁平苔藓有足够特异的皮肤镜特征，此时应用皮肤镜，就能够帮助我们确定扁平苔藓的疑诊考虑，而无需进行活检核实该诊断（图 20-14、图 20-16）。

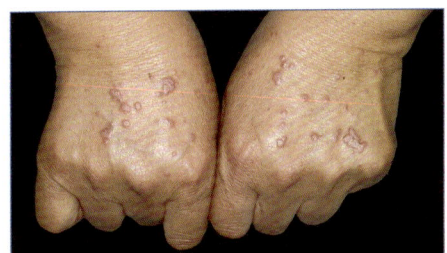 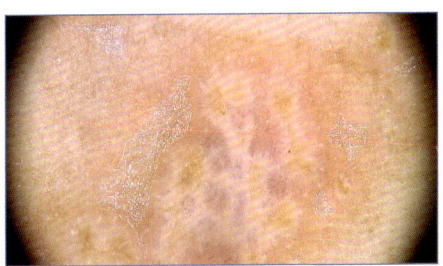

图 20-13 扁平苔藓　　　　　　　　图 20-14 扁平苔藓皮肤镜表现

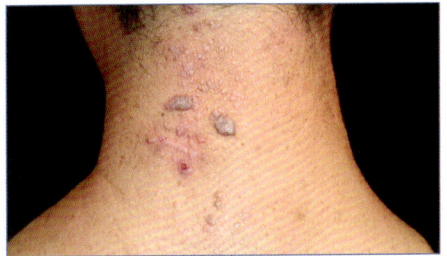 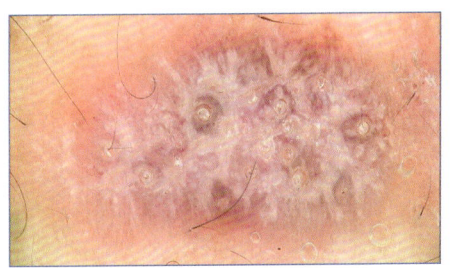

图 20-15 扁平苔藓　　　　　　　　图 20-16 扁平苔藓皮肤镜表现

情境3 当诊断可能性比较大时：使用皮肤镜帮助排除诊断，避免误诊。根据图20-17的临床表现，我们需要考虑湿疹、痒疹、扁平苔藓、汗孔角化症等很多诊断，其中，部分边缘堤状隆起、环形皮损的形成提示汗孔角化症的临床诊断可能性较大，此时，皮肤镜下典型的汗孔角化症表现则进一步支持了临床疑诊猜想，排除了此前考虑的其他诊断（图20-18）。

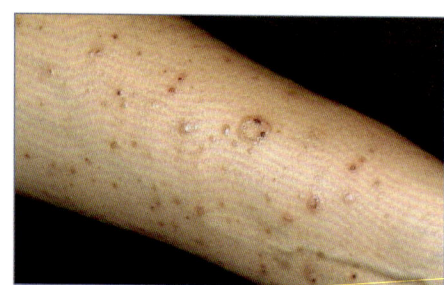 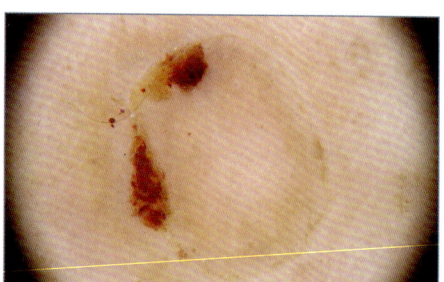

图20-17 汗孔角化症　　　　　　　　图20-18 汗孔角化症的皮肤镜表现

情境4 临床中有鉴别诊断的范围，但无法明确诊断：使用皮肤镜帮助明确诊断方向。图20-19临床表现需要考虑银屑病、湿疹、毛发红糠疹等，鉴别范围很广，各种疾病的特征存在重叠，但图20-20，皮肤镜下能观察到毛囊角栓、毛囊部位呈圆形/卵圆形黄色区域这些更加特异出现在毛发红糠疹中的特征，因此最终指向了毛发红糠疹的诊断。

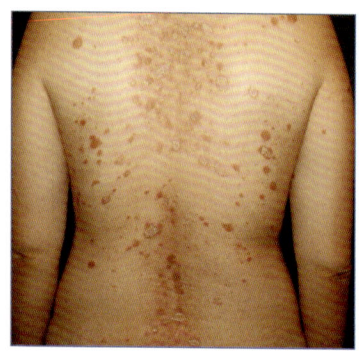 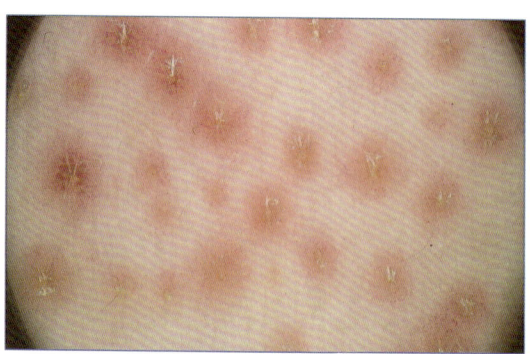

图20-19 毛发红糠疹　　　　　　　　图20-20 毛发红糠疹的皮肤镜表现